PROF. BERNHARD LUDWIG | DR. MED. RONNY TEKAL

DAS WUNDERMÜSLI

Länger jung bleiben mit der Anti-Aging-Power von Keimen, Kernen und Co.

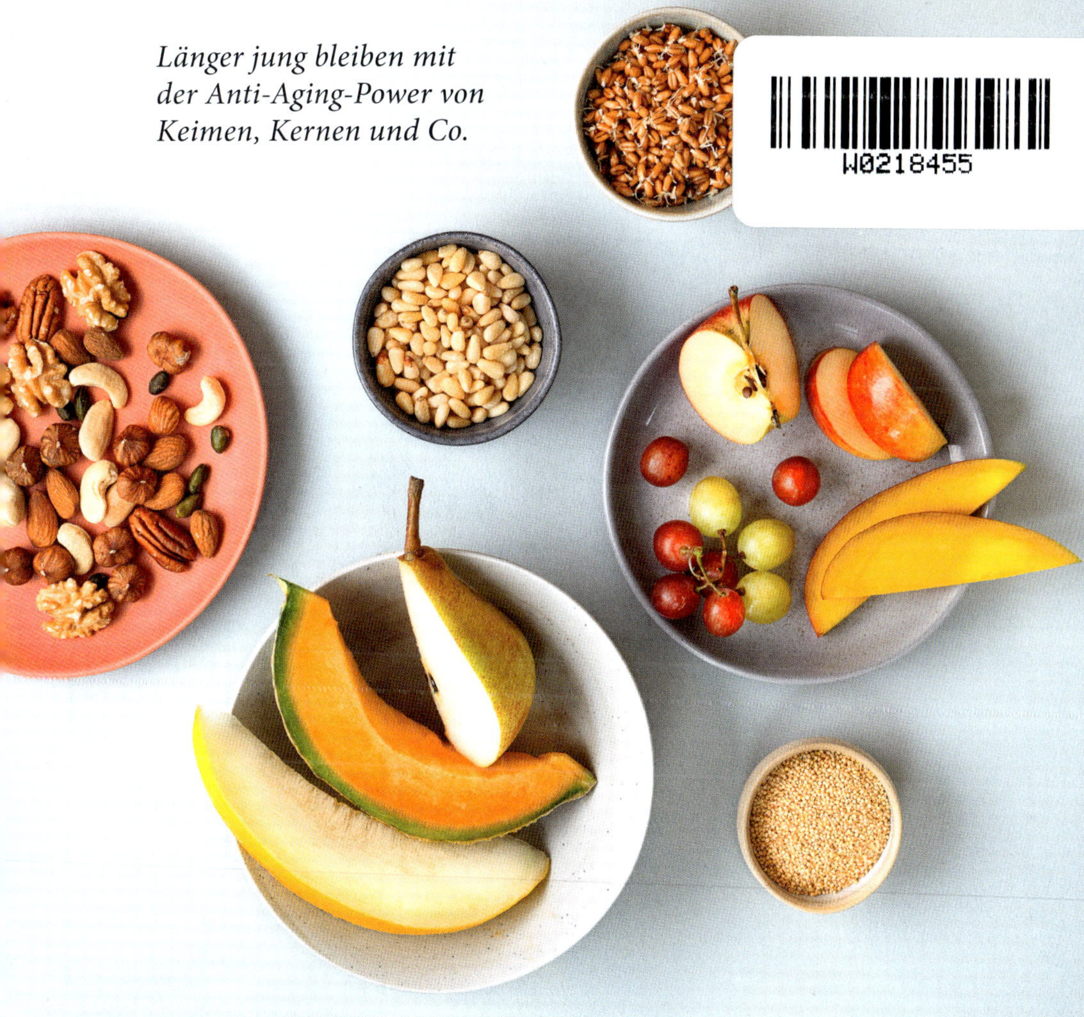

THEORIE

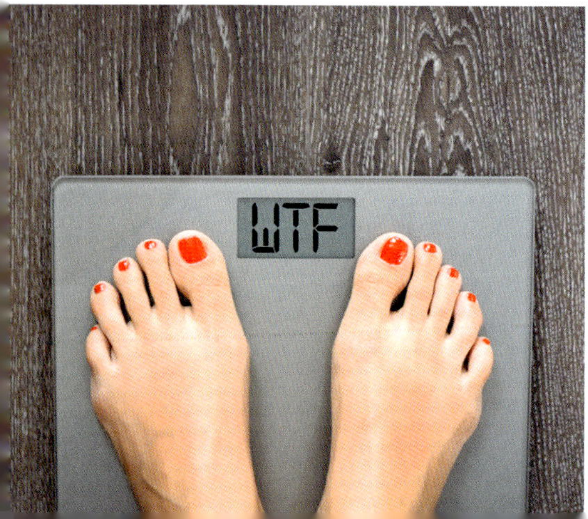

PRAXIS

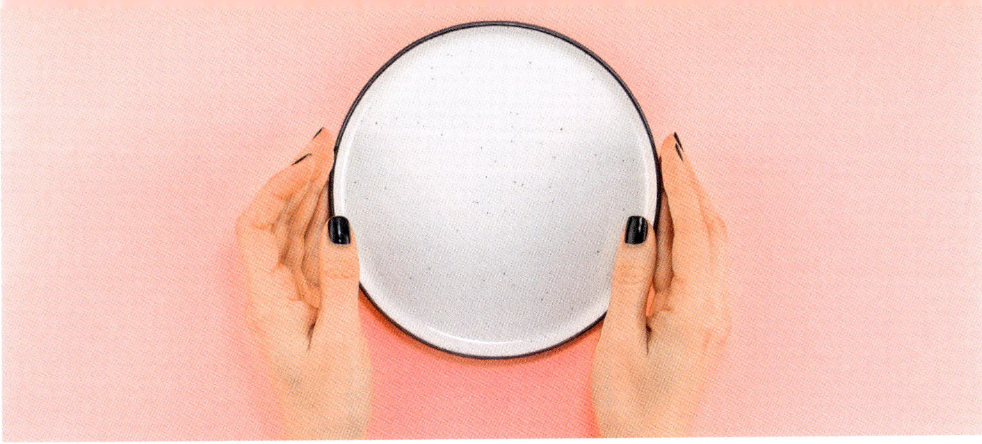

Die Kombination aus Intervallfasten und spermidinhaltiger Ernährung ist einer der effizientesten Wege, um krankmachende Pfunde loszuwerden. Mit regelmäßigen Fastenpausen und spermidinreichem Essen bleiben Sie gesund und lange jung.

Prof. Bernhard Ludwig
ist nicht nur Psychologe, Sexualtherapeut und Erfinder des überaus erfolgreichen Seminarkabaretts, sondern auch passionierter Ernährungsforscher und gleichzeitig sein liebstes Forschungsobjekt. Mit der Methode 10in2 hat er schon vor Jahrzehnten eine beliebte Intervallfastenmethode etabliert, als es noch gar keinen Begriff dafür gab, und verfolgt seit Jahrzehnten die wissenschaftliche Forschung.

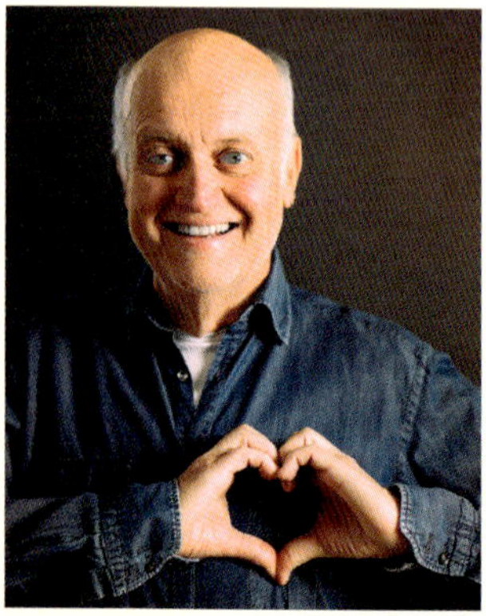

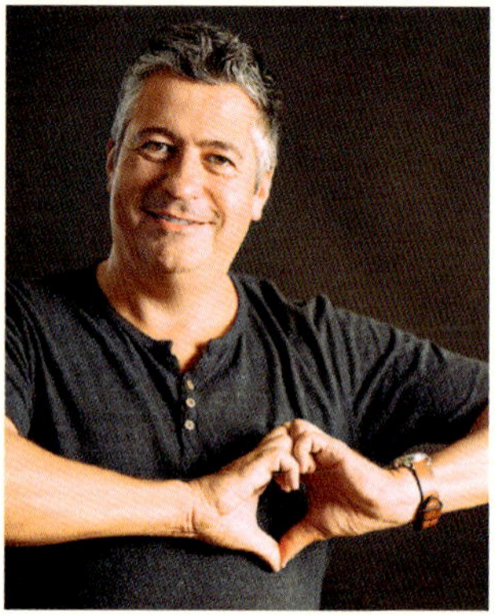

Dr. Ronny Tekal
ist Arzt für Allgemeinmedizin, Medizinjournalist, Radiodoktor beim Sender Ö1 des Österreichischen Rundfunks, Medizin-Kabarettist und Buchautor. Er hält die 16:8-Methode für alltagstauglicher, solange man nicht 16 Stunden lang isst und acht Stunden verschläft. Für dieses Buch hat er die neuesten Erkenntnisse zur Wundersubstanz Spermidin gesichtet und erklärt.

DAS JUNG-UND-GESUND-WUNDER

Es gibt in diesem Buch keinen Mörder und keine überraschende Wendung, die man spoilern könnte. Daher ist es auch egal, wo Sie zu lesen beginnen. In vier Kapiteln geht es um eine theoretische Annäherung an den hippen Trend zur Ernährung beziehungsweise Nicht-Ernährung und der gehypten Jungbrunnen-Substanz Spermidin. Und es geht um jede Menge anderer Wunder, die man damit erleben kann.
WUNDERPSYCHE – DAS INSTRUMENT: Wollen Sie einfach nur dabei mitreden oder mitmachen? Wir zeigen Ihnen, wie Sie ganz einfach bessere und gesündere Gewohnheiten in Ihrem Alltag etablieren können.
Und wir liefern noch ein paar Fakten zu den beliebten Diäten …
WUNDERWISSEN – HINTERGRÜNDE: Was Sie schon immer zu den Themen Fasten und Autophagie wissen wollten – 10in2, 16:8, 5:2 und andere spannende Rechenaufgaben.
WUNDERSUBSTANZ SPERMIDIN: Was sie kann und wo sie zu finden ist.
WUNDERMÜSLI – REIN PRAKTISCH: Sechs Rezepte zum Ausprobieren, beigesteuert von den Spermidin-Foodbloggerinnen Ring-Sisters.

Möge Sie dieses Buch bereichern!
Bernhard Ludwig & Ronny Tekal

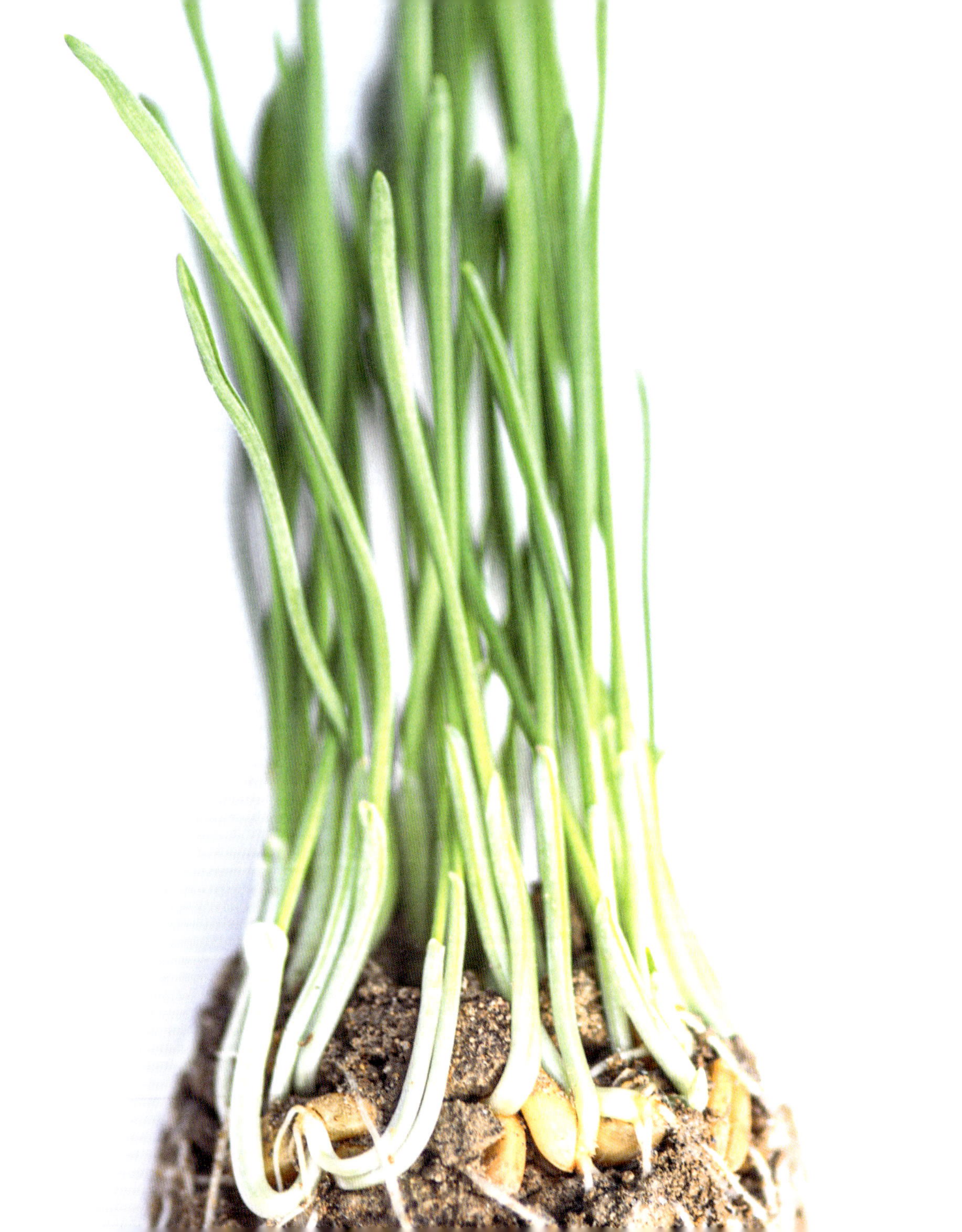

WUNDERPSYCHE – DAS INSTRUMENT

Intervallfasten ist ein Megatrend, weil es gesünder und schlanker macht und einen jünger aussehen lässt. Die Substanz Spermidin kann dasselbe. Wie schaffen Sie es jetzt, diese Wunderkombi in Ihr Leben zu holen? Keine Sorge, Sie selbst sind dafür Ihr bester Coach.

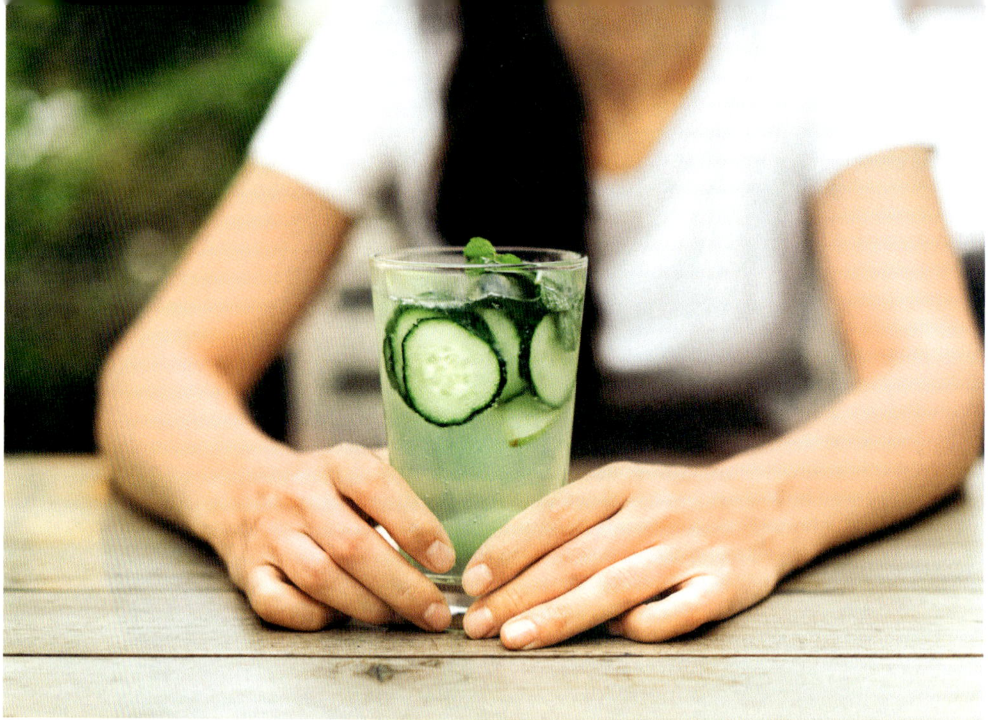

(M)EINE NEUE GESUNDHEITSSTRATEGIE

Nach den gefühlt tausend Ernährungsempfehlungen der letzten Jahrzehnte, wie man sich am besten gesund durch das Leben isst, scheint sich der jüngste Trend doch ein wenig davon abzuheben. Wer heutzutage etwas auf sich hält, der fastet intermittierend. Die Hälfte zu fressen, Low Carb oder Low Fat waren gestern, heute zählt man keine Kalorien mehr, sondern Stunden. Egal ob im Büro, in der Nachbarschaft oder in der eigenen Familie: Es gibt zumindest eine Person, die gerade einen »Nicht-Esstag« hat oder »16:8« macht – und behauptet, damit zufrieden zu sein.

FASTENWUNDER

Bewusste Nahrungspausen sind dabei weniger eine neue Diätform, sondern dürften vielmehr dem natürlichen Rhythmus des Menschen am nächsten kommen. Denn seit man begonnen hat, den Auswirkungen des Fastens auf den Grund zu gehen, mehren sich die Beweise, dass man mit der Methode gesünder wird und länger lebt, der Gewichtsverlust passiert dabei eher unbeabsichtigt. Dass unsere Ahnen über Jahrtausende eine solch natürliche Ernährungsform praktiziert haben, war selbstverständlich nicht gewollt, sondern dem überschaubaren Nahrungsangebot und dem noch nicht erfundenen Kühlschrank geschuldet.

Bei Experimenten zur Altersforschung stießen Forscher zudem auf eine Substanz, die genau dieselben positiven Effekte im Körper auslöst: Spermidin. Oder: Fasten für Fastenmuffel. Der Wunderstoff findet sich beispielsweise in einem Abfallprodukt bei der Mehlherstellung: den Weizenkeimen. Man fragt sich nun: Wie gut müssen erst beide Maßnahmen – regelmäßige Essenspausen und Spermidin in der täglichen Ernährung – zusammenwirken?

Wundermüsli ist Methode

Mit dem Intervallfasten hat man das Rad also keinswegs neu erfunden. Es sind aber die modernen Gewohnheiten, die uns von dieser natürlichen Form des Ernährungsstils weggebracht haben. Vielleicht ist es an der Zeit, sich wieder zurück an den alten Lebensstil zu gewöhnen. So werden Fastenpausen ebenso selbstverständlich wie das Essen.

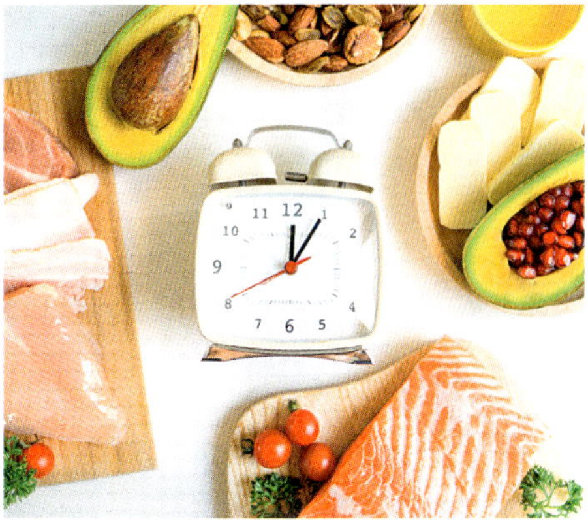

Was ist wichtiger? Eine gesunde Ernährung oder die Pausen dazwischen? Wir sagen: beides.

Wenn in diesem Buch vom Wundermüsli die Rede ist, so im übertragenen Sinn, als eine Mischung aus Fasten und der »Wundersubstanz« Spermidin. Aber es ist auch kulinarisch gemeint, denn es gibt hier eine kleine Auswahl an spermidinreichen Speisen – wie ein fantastisches Müsli (siehe **Seite 86**).

ENDLICH IMMER JUNG?

Hat man sie im Spermidin tatsächlich gefunden? Jene seit Jahrtausenden gesuchte Essenz, die man als Jungbrunnen so heiß ersehnt und die das Altern verzögern soll? Irgendwie sieht es ein wenig danach aus. Auch wenn man sich dafür vielleicht einen etwas bedeutsameren Namen hätte einfallen lassen können als Spermidin …

Dabei musste man nicht einmal ans andere Ende der Welt reisen, um diese magische Substanz am Fuße eines Wasserfalls im fernen Regenwald zu finden. Sie war immer schon da, in uns selbst und rund um uns, in ganz einfachen essbaren Pflanzen, wie Weizenkeimen oder Pilzen.

Wird hier ein Traum wahr?

Schenkt man den aktuellen wissenschaftlichen Studien Glauben, so könnte man tatsächlich einem großen Ziel so nahegekommen sein wie nie zuvor. Eine Zellverjüngung zum Selbermachen scheint tatsächlich möglich zu sein.

»Wundermüsli = Fasten als neue alte Verjüngungskur und/oder Spermidin zum Essen.«

Auch wenn Fasten eine alte und bewährte Methode und Spermidin als Substanz schon geraume Zeit bekannt ist, beginnt man erst jetzt, mit molekularbiologischen Verfahren, die Vorgänge in den Zellen zu verstehen. Mit der Extraktion von Spermidin aus Weizenkeimen lässt sich eine klar definierte und dosierbare Menge erzeugen. Eine Grundvoraussetzung für Studien, die zurzeit weltweit starten. Wir stehen hier also am Anfang und sind doch mittendrin.

Trotzdem darf man auch skeptisch sein, ob wieder mal nur eine neue Sau durch das Dorf getrieben wird. Aber einen näheren Blick auf das aktuelle Mittel der Unsterblichkeit zu werfen zahlt sich allemal aus.

WUNDERBARER MÜSLI-EFFEKT

Selbst Menschen, die ein Müsli höchstens in Form eines Riegels und mit Schokolade überzogen runterbringen, können sich zumindest vorstellen, was seine Besonderheit ausmacht: Es ist die Kombination aus gesunden Zutaten, die ein Gesamtkunstwerk ergeben.

WUNDER 1: DAS WUNDER IST SO NAH!

Denn: Es ist so einfach, die beiden Zutaten zu bekommen. Dadurch, dass Sie dieses Buch in Händen halten, haben Sie schon Interesse an diesem Wunder gezeigt. Sie sind neugierig! Gibt es wirklich etwas, das man tun kann, um biologisch jünger oder sogar gesünder älter zu werden? Würden Sie sich gar nicht dafür interessieren, hätten Sie sich wohl eher ein Buch über exotische Pflanzen oder einen Serienmörder gekauft. Sie sind, indem Sie jetzt schon auf dieser Seite angelangt sind, nur noch einen klitzekleinen Schritt von Ihrem lebensverändernden Wunder entfernt!

Ganz ähnlich verhält es sich mit unserem »Wundermüsli«: Zwei wesentliche Ingredienzien sind darin enthalten: Spermidin (das kann man essen) und Fasten (das macht man, indem man gerade eben nichts isst).

VORSICHT VOR WUNDERN!

Man sollte immer ein wenig vorsichtig sein, wenn wieder einmal eine neue Wundersubstanz in den Fokus der allgemeinen Aufmerksamkeit rückt. Wie oft schon hat eine Welle der Begeisterung eine Phase der Ernüchterung nach sich gezogen. Ist der Hype um Spermidin also einfach ein weiteres dieser Gesundheits- und Anti-Aging-Strohfeuer? Was hat man in der Vergangenheit nicht alles geschluckt, weil es schöne Haut, ewige Jugend und noch ewigere Gesundheit versprochen hat? Und das Ganze ohne schädliche Nebenwirkungen!

Strohfeuer oder Wundermittel?

Zur Ehrenrettung solcher Substanzen sei gesagt: Viele der meist pflanzlichen oder mineralischen Präparate basieren auf einem reichen Erfahrungsschatz und können durchaus Gesundheit und Wohlbefinden eines individuellen Menschen verbessern. Aber Sie wissen vielleicht aus eigener Erfahrung, wie viele lebensverlängernde Vitamine, Spurenelemente und sonstige Must-Have-Nahrungsergänzungsmittel der vergangenen Jahre bei Ihnen zu Hause im Schrank in halb geleerten Blisterpackungen vergammeln. Viele Steine der Weisen haben sich als ganz profane Kieselsteine erwiesen. Viele Euros später, in denen wichtige Vitamine und hochwertige Öle über ein paar Wochen geschluckt wurden, stellt sich Ernüchterung ein.
Man geht weiter zum nächsten Gesundheitstrend, denn irgendwann muss es ja klappen mit dem ewigen Leben.

Große Erwartungen

Auch vom Spermidin verspricht man sich Einiges – es soll besagte verjüngende Effekte haben, ähnlich wie das Fasten, aber ganz ohne fasten zu müssen. Das klingt zu gut, um wahr zu sein. Und damit darf man schon mal zu Recht skeptisch sein, zumal viele dieser Ergebnisse lediglich experimentell im Tierversuch gezeigt werden konnten.
Der Unterschied zu vielen anderen Substanzen, die ein langes Leben, schöne Haut und ewige Glückseligkeit versprechen und so rasch wieder in der Versenkung verschwinden, wie sie in den Fokus der Aufmerksamkeit gerückt sind, liegt in den Erkenntnissen der Molekularbiologie. Die Betrachtung des Spermidins ist eng mit der Forschung zur Autophagie verknüpft, die unabhängig davon eine wissenschaftlich längere Halbwertszeit haben dürfte. Dass Spermidin die Autophagie – also die Müllabfuhr in den Körperzellen – in Gang setzt, gilt zurzeit als erwiesen (mehr dazu ab **Seite 26**). Ob man es sich aber so einfach machen kann und meinen: »Sollen

die anderen doch fasten, ich garnier meine Schoko-Nuss-Torte mit ein paar Gramm Spermidin«, bleibt abzuwarten. Schließlich gilt auch hier: Der Weg des geringsten Widerstands ist nur am Anfang asphaltiert.
Ob es tatsächlich klappt – wenn auch nicht die Sache mit dem ewigen Leben, dann doch zumindest die Sache mit der Gesundheit –, bleibt abzuwarten oder, um den österreichischen Dramatiker Johann Nestroy zu zitieren: »Im Nachhinein ist jeder ein guter Prophet.«

WIE GEHT GESUND ALTERN?

Was macht uns tatsächlich gesund und damit länger am Leben? Ist es ein Zusammenspiel vorteilhafter Gene, guter Lebensführung und glücklicher Fügung? Oder gibt es diese eine Substanz, die uns jünger werden lässt? Heute werden viele Überlegungen angestellt, wenn es darum geht, den Gründen für ein längeres gesünderes Leben etwas näher zu kommen. Vermutungen legen nahe, dass Spermidin dabei eine Rolle spielt (siehe Kasten). Doch was bedeutet das? Heißt es, dass Menschen deswegen sehr alt werden, *weil* sie so viel Spermidin im Körper haben, oder haben sie durch ihren robusten Gesundheitszustand selbst im biblischen Alter einfach einen höheren Gehalt an der Junghaltesubstanz?
Im Nachhinein eine Korrelation, also eine Verbindung zwischen zwei mutmaßlich unabhängigen Faktoren zu bilden, ist immer ein wenig problematisch. Ist es das Spermidin, das als Wundersubstanz das Leben verlängert? Oder ist es lediglich ein gesünderer Lebensstil, der

WAS GOOGLE WEISS

Die Antworten geben keine Gesundheitsapostel in Sandalen, die durch beschauliche Klostergärten streifen und ein langes Leben durch Verzicht voraussagen. Es sind die großen Konzerne, die sich ganz oben auf ihre To-do-Listen geschrieben haben, dem Tod ein Schnippchen zu schlagen. Der bekannteste dieser Schnippchenschläger ist sicherlich Google. Dessen Mutterkonzern Alphabet hat mit der Gründung von Calico eine Forschungseinrichtung geschaffen, die mit milliardenschwerem Einsatz versucht, den zellulären Alterungsprozess zu entschlüsseln und ihn auszuschalten.
Daneben gibt es auch andere Möglichkeiten, außerhalb der Laboratorien. So hat man sich jene Menschen ein wenig näher angesehen, die bereits dort sind, wo man gerne hinmöchte: jenseits ihres 100. Geburtstags. Und auch hier stößt man wieder auf das Spermidin. Denn die Personengruppe der Centenarians, also die über Hundertjährigen, weist einen vergleichsweise hohen Spiegel dieser Substanz in ihren Zellen auf. Das deckt sich mit den bisherigen Messungen, wonach die Konzentration von Spermidin im Körper im Laufe des Lebens normalerweise abnimmt (siehe **Seite 67**).

mit einem höheren Spermidingehalt in der Nahrung einhergeht, der allerdings auch eine ausgewogenere Kost, regelmäßiges Yoga und ein generell entspanntes Leben im Wohlstand beinhaltet?

Und daraus folgt …

Wie kann man mit dieser Unsicherheit also umgehen? Wenn man doch noch keine handfesten Beweise auf dem Tisch hat? Sie werden es von uns gebetsmühlenartig zu hören bekommen: Wenn Sie der Idee einer Autophagie und der Fähigkeit Ihres Körpers, sich unter bestimmten Umständen selbst reinigen und reparieren zu können, etwas abgewinnen, probieren Sie es einfach aus!

Angesichts dessen, dass die Inhalte des Wundermüslis (Fasten und Spermidin)

- überaus leicht verfügbar
- erschwinglich
- und weitgehend nebenwirkungsfrei sind,

kann man den endgültigen Forschungsergebnissen vorgreifen, die es – wenn überhaupt – vermutlich erst in den kommenden Jahrzehnten geben wird. Nicht, um später reumütig sagen zu müssen: Wenn ich das gewusst hätte, hätte ich schon längst damit begonnen. Ehrlicherweise kann man erst nach seinem Ableben Bilanz ziehen, ob lebensverlängernde Maßnahmen auch tatsächlich gegriffen haben. Deshalb ist es vermutlich vernünftiger, die positiven Wirkungen auf das Wohlbefinden jetzt zu erspüren und sich darüber zu freuen, anstatt auf eine potenziell bessere

> *»Für diese Form des Anti-Agings benötigt man keine Extrakte exotischer Tiere oder geschützter Pflanzen, ja nicht einmal Einhornblut.«*
>
> Ronny Tekal (Radiodoktor)

Gesundheit in ferner Zukunft zu setzen. Kurz: Wer nur deshalb fastet und spermidinreiche Kost herunterwürgt, weil er damit angeblich mehr Lebensjahre gewinnen kann – wo also eher die Angst im Nacken die treibende Kraft ist –, wird möglicherweise etwas älter als normal, aber vermutlich nicht wirklich glücklich dabei. Wer aber im Moment lebt und merkt, dass bei ihm oder ihr die gesunden Maßnahmen bereits in kurzer Zeit zu einer spürbaren Verbesserung der Lebensqualität führen, hat auf jeden Fall etwas davon.

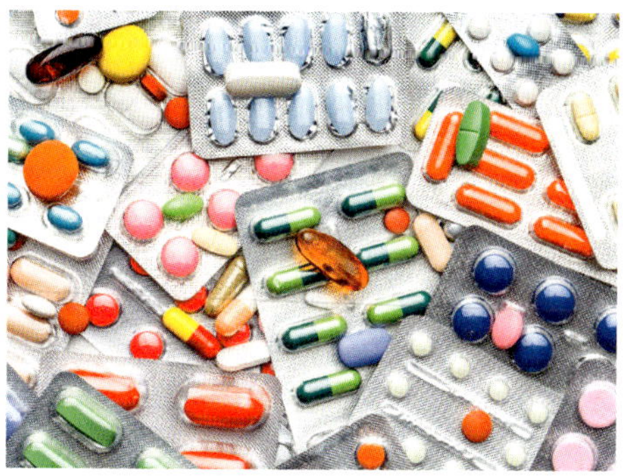

Experten mahnen, dass Nahrungsergänzungsmittel eine schlechte Ernährungsweise nicht ausgleichen.

DIE WUNDERFRAGE

So wie das Bernhard-Ludwig-Ronny-Tekal-Seminarkabarett nicht nur zum Spaß da ist, weil das Publikum an einem solchen gemeinsamen Abend in eine lösungsorientierte Großgruppentherapie geführt wird, soll dieses Buch Ihnen nicht nur Information bieten, sondern auch therapeutischen Selbsthilfecharakter haben.

Wir greifen dazu auf die sogenannte »Lösungsfokussierte Kurztherapie« des US-amerikanischen Psychotherapeuten Steve de Shazer (1940–2005) zurück und wollen Ihnen die berühmte »Wunderfrage« stellen.
Erst einmal stellen Sie sich jedoch vor, dass dadurch, dass Sie dieses Buch lesen, in Ihrem Leben jetzt ein Wunder geschieht.
Ein Wunder, das eines Ihrer Probleme löst. Vielleicht ein mittelschweres Gewichtsproblem oder ein Gesundheits- oder allgemeines Befindlichkeitsproblem.
Und wenn Sie sich unsicher sind, ob Sie überhaupt ein Problem haben, überlegen Sie kurz, warum Sie gerade in diesen Seiten blättern. Warum halten Sie das Buch überhaupt in Händen? Womöglich haben Sie es geschenkt bekommen – aber immerhin auch reingeschaut. Wollen Sie, da es ein dünnes Buch ist, rasch wissen, wie Sie gesünder leben, länger leben, vielleicht glücklicher leben? Was auch immer. Sie haben einen Grund für die Lektüre.
Suchen Sie sich nun ein Problem aus, für das Sie derzeit noch keine Lösung gefunden haben, aber von dem Sie annehmen, eine solche könnte auf diesen Seiten zu finden sein – auch wenn Sie es im Grunde genommen für sehr unwahrscheinlich halten.
Und jetzt stellen Sie sich vor, das Ganze funktioniert wirklich. Und es geschieht dieses Wunder. Sie legen das Buch zur Seite, gehen heute schlafen, und es passiert. Einfach so.
Sie wachen nach dieser wundersamen Nacht auf und stellen sich die Wunderfrage:

»Was wird das erste Anzeichen sein, an dem ich erkenne, dass mein Problem gelöst ist?«
Die jahrzehntelange Erfahrung mit tausenden von Klienten und den zahlenmäßig größten Feedback-Gruppen im deutschen Sprachraum anhand der Erfahrungen mit 10in2 (siehe auch **Seite 46**) zeigt uns:

»Wenn du die Absicht hast, dich zu erneuern, tue es jeden Tag.«
Konfuzius (chinesischer Denker)

Was könnte also ein Anzeichen sein? Entweder Sie lassen sich überraschen oder Sie lesen sich noch heute den folgenden Absatz zum kleinen Wunder-Spoiler durch:

Was ist denn nun der Wunder-Spoiler?

Ohne allzu zu viel verraten zu wollen: Vielleicht gehören Sie zu jenen Menschen, die schon längere Zeit überlegt haben – so wie es schon ein paar Arbeitskollegen oder Freundinnen tun –, eine der derzeit angesagten Intervallfastenmethoden auszuprobieren. Sie haben aber noch keinen passenden Zeitpunkt dafür gefunden, damit zu beginnen, weil es einfach in der Natur von Zeitpunkten liegt, nicht zu passen. Dann werden Sie bereits morgen früh Ihr erstes Wunder erleben:

- Sie brauchen keinen Zeitpunkt zum Starten, denn Sie sind schon mittendrin! Ohne bewusst begonnen zu haben, befinden Sie sich schon auf dem Weg.
- Haben Sie etwa am Abend zuvor um 19 Uhr die letzte Mahlzeit zu sich genommen. so haben Sie (etwa bei der 16:8-Variante, siehe auch **Seite 49 f.**) bereits den Großteil ihrer ersten Fastenphase hinter sich. Vielleicht sind es noch drei, vier Stunden, aber Ihr Körper wechselt gerade langsam in den Autophagiemodus (mehr dazu auf **Seite 26**). Ohne Morgengymnastik oder die schaurige Vorstellung, sich die kommenden Wochen nur von Basensuppe ernähren zu müssen, räumt er zusammen. Er weiß, wie das geht.

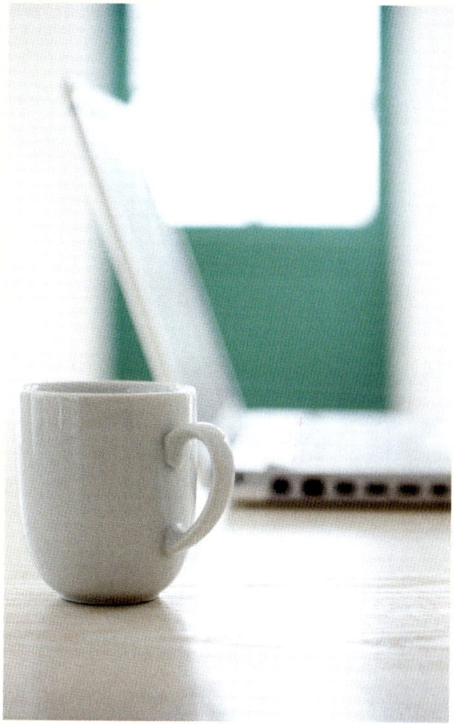

Konzentrieren Sie sich auf Ihre Wünsche und Sie sind jederzeit mittendrin im Fastenwunder.

- Und auch wenn Sie es gewohnt sind, in der morgendlichen Hektik mit dem Frühstücksbrot zwischen den Zähnen genüsslich zum Bus zu hetzen – heben Sie sich diesen Genuss und das Brot für ein wenig später auf und lassen Sie die Reinigungskräfte im Inneren noch ein Weilchen ihre Arbeit machen. Denn zumindest Ihr Körper hat den Inhalt dieses Buches schon längst verinnerlicht.

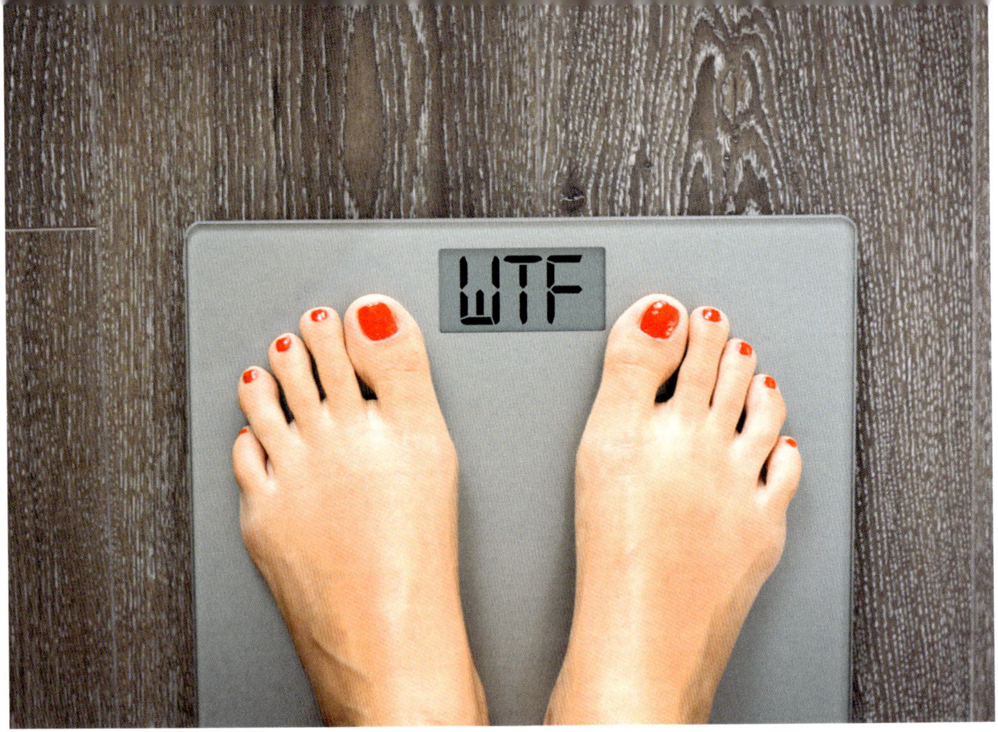

VOM ESSEN, ZU- UND ABNEHMEN

Foodtrends, Langzeiternährungsempfehlungen, - methoden, -prinzipien und auch Diäten in ihrer erstaunlichen Variationsbreite kommen und gehen. Was vor zehn Jahren noch seine wissenschaftlich verbriefte Gültigkeit hatte, ist heute oft passé. Ein gesundheitsförderndes Nahrungsmittel von gestern ist möglicherweise der ernährungstechnische Supergau von morgen.

WAS GESTERN GESUND WAR

Beispiel gefällig? Nehmen wir ein klassisches Frühstück mit Kaffee, Butterbrot, Marmelade und Ei. Kaffee galt lange Zeit als Genussmittel, das man, ähnlich wie Zigaretten, auf die Liste verpönter Stoffe schrieb. Schließlich wusste man: Kaffee treibt den Blutdruck in die Höhe und steigert das Risiko für Darmkrebs. Mittlerweile hat man erkannt, dass

selbst der regelmäßige Konsum der braunen Bohnen kaum in der Lage ist, eine Hypertonie zu verursachen, und auch für den Verdauungstrakt nicht allzu schädlich zu sein scheint. Mehr noch, man attestiert den Inhaltsstoffen sogar, Darmkrebs zu verhindern. Doch nicht zu früh freuen: Die Milch im Kaffee ist in der Zwischenzeit nämlich auf der Abschussliste gelandet, Stichwort Lactose-Unverträglichkeit. Man muss sich also neuerdings von der »gesunden Portion Milch« verabschieden …
Ein ähnliches Schicksal wiederfuhr schon längst den anderen Frühstückszutaten: Das Butterbrot wandelte sich von einer gesunden, nahrhaften Speise zu einer perfiden Kombination aus ungesättigtem tierischen Fett und einem Weizenmehlprodukt, das heute in keinem ausgewogen bepackten Einkaufskorb *nicht* fehlen darf.
Die Marmelade, die sich, vor allem hausgemacht, großer Beliebtheit erfreute, wurde durch die darin enthaltenen Mengen an Haushalts- oder Fruchtzucker komplett aus dem Rennen genommen. Das Ei wiederum hat eine erstaunliche Karriere vom bösen Cholesterinbomber zur gesunden Mahlzeit mit hochwertigem, schlank machenden Protein und wertvollen Mineralien hinter sich. Was bleibt also, um sich zeitgemäß und vernünftig ernähren zu können?
Nicht viel, denn tatsächlich ist der menschliche Organismus in der Lage, mit einer Reihe von Entbehrungen zurechtzukommen. Er übersteht auch längere Hungerphasen ohne bleibende Schäden. Womit er jedoch nicht umzugehen versteht, ist Überfluss, vor allem, wenn es ums Essen geht. Dann kommt er auf blöde Gedanken.

> *»Zu fett, zu viel Kohlenhydrate – immer wieder wird eine neue diätetische Sau durchs Dorf gehetzt.«*
> Frank Madeo (Spermidinforscher)

ENERGIESPAREN MACHT FETT

Unser Körper legt bei Nahrungsüberfluss Energievorratsspeicher an. Das tut er automatisch, um für Hungersnöte gerüstet zu sein. Auf beides würden wir heute lieber gerne verzichten. Da in unseren Breiten aber die Versorgung mit ausreichender Nahrung weitgehend gesichert ist, werden diese Speicher nie gebraucht. Außer man läuft Marathon, baut eigenhändig ein Haus oder arbeitet körperlich schwer und nicht nur im Sitzen. Es wird ja immer weiter gegessen. Die Zellen bekommen also rund um die Uhr Nachschub und können damit darauf verzichten, auf die eigene Vorratskammer zurückzugreifen und auch gleichzeitig Verdorbenes oder nicht mehr Frisches ein wenig auszumisten. Diese Altlasten, die sich dann in den Zellen ansammeln können, tatsächlich auch schneller alt machen. Der Rest macht schwerer.

MODERNES ANTI-AGING

Die zeitgemäßen Verjüngungsstrategien setzen genau an dieser Stelle an: Dem Körper wieder jene Ruhezeiten zu gönnen, die er eigentlich braucht. Wie auch immer man das in der Praxis umsetzen möchte: Mit Heil- und Intervallfasten oder einer zeitlich begrenzten Nahrungsaufnahme, bei der man etwa auf sein Nachtmahl verzichtet. Schließlich bezieht sich das chinesische Sprichwort »Das Abendessen überlasse deinen Feinden« auf das Dinner Cancelling, nicht auf deren Kochkünste.

KALORIE = KALORIE?

Noch vor gar nicht allzu langer Zeit waren die ernährungstechnischen Spielregeln klar: Man kann sich nicht an der Mathematik vorbeischummeln. Eine Kalorie ist nun mal eine Kalorie. Man nimmt sie zu sich, der Körper verbrennt sie. Und je mehr es im Körper brennt, etwa weil er sich viel bewegt, desto weniger lagern sich die eingefüllten Kalorien in Form von Rollen und Polstern an.

»Das Bilanzproblem ist ein Denkfehler, der so logisch klingt, dass man ihn allzu gerne glaubt!«

Bernhard Ludwig (10in2-Erfinder)

Grob mag diese Rechnung stimmen, denn einen Tag lang körperlich schwer auf der Baustelle zu arbeiten und abends an einem welken Salatblatt zu kauen, führt schon rein rechnerisch zu einer negativen Energiebilanz.

Vom richtigen Zeitpunkt

Doch mittlerweile weiß man, es ist der Kalorie keineswegs egal, ob sie vom Soja auf der Kuhweide, der Weidekuh-Milch oder der Extraportion Milch im Überraschungsei stammt. Fett aus der Avocado ist nicht Fett von der Kokosnuss und Fett vom Weideschwein nicht das aus einem Industrieschwein.
Die neue – und überaus verwunderliche – Erkenntnis ist jedoch: Es kommt nicht nur auf das »Was« an, das in einen Körper gefüllt wird, sondern auch auf das »Wann«.
Poetisch könnte man formulieren: »Eine Kalorie geht also durch Raum und Zeit!«
Wer weniger isst und sich mehr bewegt, nimmt ab. Diese Weisheit haben wir bereits mit der Muttermilch aufgesaugt – wohl wissend, dass wir als Säugling Unmengen an gesüßtem Proteindrink zu uns genommen haben, ohne auch nur einen einzigen Schritt zu tun. Doch so einfach dürfte es nicht sein.

Warum die Rechnung nicht aufgeht

Ob man nun an die Sache mit dem Kalorienzählen glaubt oder nicht – es kann bei einzelnen Menschen zu großer Frustration führen, vor allem, wenn es um das Abnehmen geht. Denn sobald eine Gruppe von Personen mal beschließt, fortan 300 Kilokalorien weniger zu sich zu nehmen, so werden sich ganz unterschiedliche Ergebnisse zeigen: Einige werden ein wenig abnehmen, andere sogar deutlich an Gewicht verlieren, bei vielen tut sich vermutlich gar nichts – und ein paar wenige Unglückliche könnten sogar noch mehr zulegen, was das Unglück nicht gerade abmildert. Denn die Kalorienrechnung geht nicht auf, wenn man sie ohne andere Faktoren macht. Dazu gehören die Zusammensetzung der Ernährung, das Mikrobiom, also jene Darmbewohner, die unsere Nahrung in unterschiedlichem Ausmaß zerlegen und verstoffwechseln helfen, und vor allem die Uhr in Form von messbaren Essenspausen.

Treibstoffbedarf und -verbrauch

Wer einmal Gelegenheit hatte, die Karriere eines am Bau tätigen Arbeiters über die Jahre hinweg zu verfolgen, wird womöglich feststellen, dass alleine die schwere körperliche Tätigkeit und der scheinbar schier horrende Kalorienverbrauch beim Wuchten der schweren Mörtelsäcke nicht zum Sixpack führen. Im Gegenteil. Der für die Arbeiter abends bereitgestellte Sixpack Bier legt sich eins zu eins, in Form eines One-Packs, an den Arbeiter-Bauch. Da helfen keine Bilanzerstellungen, die belegen, dass hier theoretisch mehr Kalorien verbraucht wurden, als zugeführt. Es scheint anders zu funktionieren. Deshalb klappt es bei vielen Menschen mit der bloßen Kalorienrestriktion nicht, abzunehmen.

Vergesst die Zählerei!

Zum einen scheint nicht jede Kalorie gleich sättigend zu sein. Da die Kilokalorie den Brennwert eines Lebensmittels oder einer Speise angibt, der Körper jedoch kein reiner Brennofen ist, sondern mit unterschiedlichen Nahrungsmitteln auch unterschiedlich interagiert, funktioniert die reine Mathematik und die Bilanzrechnung nur bedingt. Hinzu kommt, dass unsere Darmbakterien, das Mikrobiom, bei jedem Menschen anders zusammengesetzt ist und je nach Diversität und vorhandenen Bakterienunterarten Essen mal besser, mal schlechter verwertet, bevor es vom Körper aufgenommen wird.

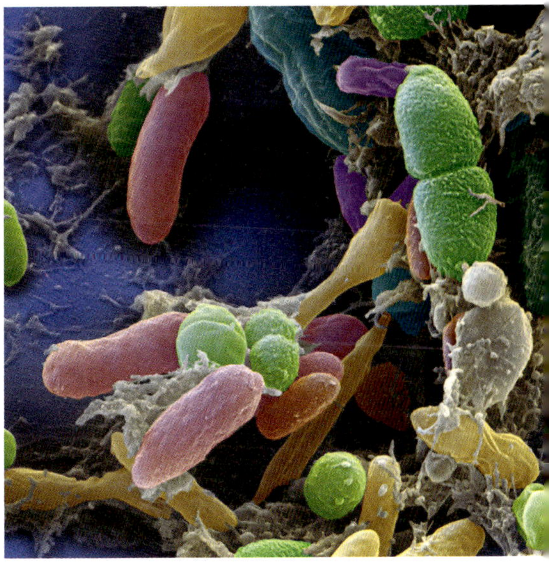

Der beste Schutz fürs Mikrobiom: abwechslungsreich und möglichst natürliche Lebensmittel essen.

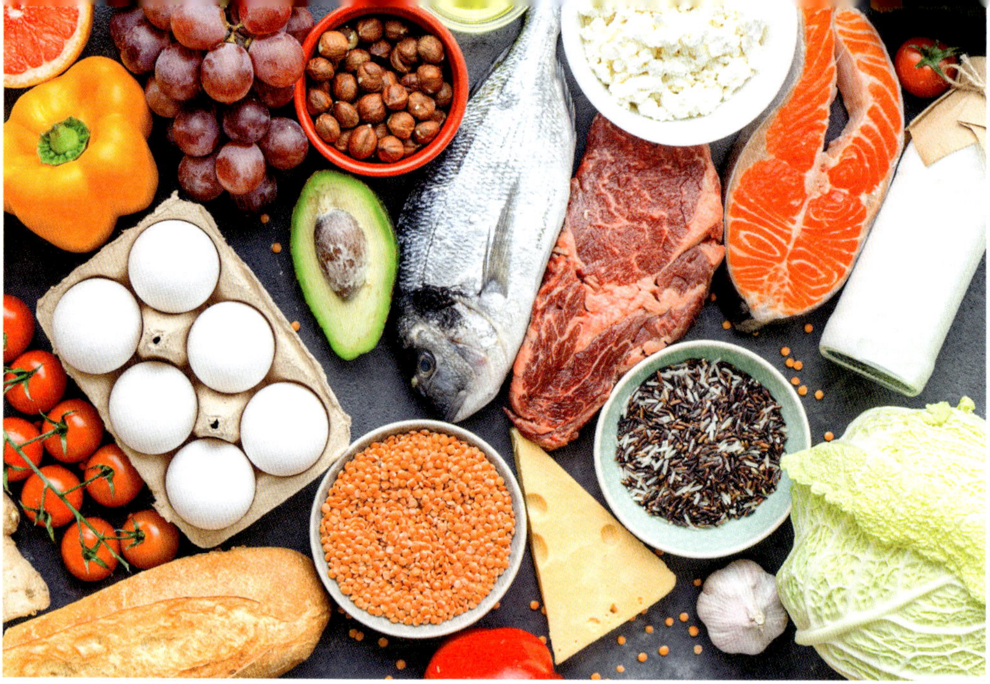

Die perfekte Ernährungsform für alle gibt es nicht. Was am besten zu Ihnen passt, müssen Sie selbst herausfinden.

DAS RICHTIGE ESSEN?

Kohlenhydrate und Fette dienen dem Körper vor allem als Energiequelle, und sofern die Energie nicht sofort durch Muskelaktivität verheizt werden kann, werden Vorräte eingebunkert, dies in Form von bösem Körperfett. Da Fette mit rund 9 Kilokalorien pro Gramm rund doppelt so viel Brennwert besitzen wie Kohlenhydrate, waren sie auch lange Zeit als reine Dickmacher verteufelt. Das hat sich mittlerweile geändert, weil man heute weiß, dass einige von ihnen für einen gesunden Zellstoffwechsel und gute Gehirnleistungen unverzichtbar sind.

Proteine hingegen gelten neben ihren Baustoffeigenschaften auch als Sattmacher. Sind genügend davon in einer Mahlzeit vorhanden, bestellt der Körper nicht so schnell mehr nach. Wir sind daher auch länger satt.

Das bedeutet jedoch nicht zwangsläufig, dass eine proteinreiche Ernährung auch gesund ist. Im Gegenteil: Studien zeigen ein erhöhtes Sterblichkeitsrisiko, wenn Personen mittleren Alters (zwischen 45 und 65) regelmäßig viel tierisches Eiweiß zu sich nehmen. Möglicherweise hängt das mit dem Umstand zusammen, dass Protein das Wachstum fördert und damit möglicherweise auch das von Krebszellen. Das Risiko für Tumoren und auch Diabetes steigt bei hohem Eiweißkonsum an. Ab 65 Jahren darf man jedoch – so die Studien – wieder kräftig ins Eiweißtöpfchen langen.

DU BIST, WAS DU ISST?

Die Kategorisierung von Essen in die Nährstoffe Kohlenhydrate, Fett oder Proteine ist eine unter Ernährungsexperten übliche Einteilungsweise. Zielführend dahingehend, dass man wirklich versteht, was man isst, ist sie jedoch weniger. Denn sowohl bei einem Vollkornbrot wie auch bei einem Stück Zucker handelt es sich beispielsweise um Kohlenhydrate, Leinöl zählt wie auch eine Speckschwarte zu den Fetten und auch bei den Proteinen gibt es mannigfaltige Vertreter tierischer und pflanzlicher Provenienz. Ja, nicht einmal vordergründig idente Speisen sind ident. Ein und derselbe Typ Fisch kann reich an Omega-3-Fettsäuren oder auch an Quecksilber sein. Und nicht einmal ein Ei gleicht dem anderen.

DIÄT: MISSION IMPOSSIBLE

Die Menschen machen es sich gerne einfach. Das gilt auch fürs Abnehmen und Diäten. Es sollen rasch Ergebnisse auf der Waage und im Spiegel zu sehen sein. Ja, man ist auch bereit, sich dafür vor dem Sommer eine Zeit lang höllisch zu kasteien, um als Frau zur Bikinifigur zu gelangen oder als Mann zumindest den mühsam angegessenen One-Pack über dem Sixpack ein wenig zu reduzieren. Das gewohnte Körperbild wartet indes artig darauf, spätestens nach dem Sommer wieder zurückzukehren, der Jo-Jo-Effekt ist vorprogrammiert. Die so oft propagierte »dauerhafte Umstellung der Ernährung« auf Gesund und Ausgewogen ist für viele Menschen eine schier unüberwindbare Hürde, sodass man da gar nicht erst damit anfängt.

Und was ist mit Coaching?

Auch die Erfolge der Ernährungsberatung sind endenwollend. Nicht in der Zeit, solange sich Menschen in den Fängen der Gesundheitsgurus befinden. Tatsächlich sind sie dann gesünder, machen mehr Bewegung und nehmen auch wirklich ab. Ein Konzept, das funktioniert. Bis der Therapeut wegschaut, in den Urlaub fährt oder die Kur beendet ist.

Sich selbst überlassen fallen die meisten Leute wieder in alte Muster zurück und es dauert gar nicht lange, bis sie wieder – ihrem freien Willen überlassen – nicht nur das verlorene Gewicht wiedererlangen, sondern gleich noch mehr darüber hinaus. Die Schuld wird dann meist nicht den Ernährungsprogrammen gegeben, sondern den werten Klienten, die im Rahmen der Beratung immerhin ein

»Der gemeinsame Nenner von Diäten ist der, dass man nach ihrer Beendigung wieder zunimmt.«

Bernhard Ludwig

Jahr Zeit hatten, die neue Ernährung zu erlernen. Doch diese Charakterschweine, so könnte man meinen: Kaum wieder losgelassen, fangen sie wieder zu fressen an wie zuvor. Dabei, so sieht es aus, hat es weder mit dem Wesen noch der Disziplin zu tun

BEISPIEL: THE BIGGEST LOSER

Liegt es vielleicht an einem verbesserungswürdigen Coaching? In der populären TV-Reality-Show »The Biggest Loser« mussten stark übergewichtige US-Amerikaner (mit einem BMI von über 40) um die Wette abnehmen. Dazu wurde ihnen ein Team an Ärzten, Therapeuten, Ernährungsberatern und Personaltrainern an die Seite gestellt. Die Betreuung war also nicht die Schlechteste. Nach 30 Wochen wurde abgerechnet. Die meisten Teilnehmer waren verblüffend schlank geworden (im Schnitt nahmen sie rund 50 Kilogramm an Gewicht ab), kaum wiederzuerkennen, sportlich und top motiviert, dieses neue Leben im neuen Körper auch weiterhin aufrechtzuerhalten.

Dieses Procedere war ein Hoffnungsschimmer für all jene, die sich längst damit abgefunden hatten, ihr Übergewicht niemals loszuwerden, und die nun ein Happy End vor Augen hatten. Dann aber schaltete die Fernsehkamera ab.

Das Problem bei vielen Crash-Diäten – und auch wenn immer wieder betont wird, dass es sich bei dieser einen speziellen Kilo-Lawine gar nicht um eine solche handelt: Der Körper reguliert in Krisenzeiten seine Stoffwechselleistung herunter. Das macht Sinn. So kann man länger von seinen Vorräten leben. Und auch bei der Biggest-Loser-Challenge haben die Körper vorbildlich auf die plötzliche Stresssituation reagiert. Ihr Grundumsatz (Energieverbrauch in Ruhe) hat sich im Schnitt dauerhaft abgesenkt und die Ex-Teilnehmer verbrauchten nach Jahren, mit nun beinahe demselben Ausgangsgewicht, rund 700 Kilokalorien weniger pro Tag.

JO-JO-DESASTER

Gemeinerweise untersuchte man in einem sogenannten Follow-up die weitere Entwicklung der Teilnehmer der TV-Show. Im Jahr 2016 wurde die Studie in der renommierten Fachzeitschrift *Obesity* veröffentlicht, und die Ergebnisse sind ernüchternd: Sechs Jahre später hatten von den 14 beobachteten Probanden 13 wieder zugenommen, davon sind vier noch schwerer geworden als zuvor. Der erfolgreichste Loser hat danach übrigens wieder 100 Kilogramm zugelegt. Erst, nachdem er sich am Magen operieren ließ, war er der leichteste in der Truppe.

Jo-Jo ist gaga

Googelt man den Begriff »Jo-Jo« im Internet, so finden sich deutlich mehr Einträge zum Effekt nach einer Diätmaßnahme mit reduzierter Kalorienaufnahme als zum beliebten Holz- beziehungsweise Plastikspielzeug. Die anfängliche enorme Gewichtsabnahme bei einer Energiespardiät ist mit dem Verlust von Körperwasser zu erklären und in weiterer Folge auch mit dem Schwinden an fettverbrennender Muskelmasse. Denn bevor der Körper Fett verbrennt, macht er sich über die Eiweißstrukturen her. Wird der frustrierte Body anschließend wieder von der Leine gelassen, sieht er zu, dass er möglichst rasch wieder seinen ursprünglichen Shape bekommt. Darüber hinaus bunkert er noch ein paar Reserven extra (um ein paar Reserven zu haben, sollte der Körperbesitzer nochmals auf eine derartige Schnapsidee kommen). Die Anpassung des Grundumsatzes (engl.: metabolic adaptation) an einen niedrigeren Kalorienverbrauch als vorher ist oft der Wegbereiter für die Gewichtszunahme nach einer Diät.

»Mit fettem Essen dick zu werden schafft jeder Vollidiot. Wenn Sie mit Hilfe von Abmagerungskuren und Diäten immer fetter werden wollen, dann brauchen Sie die Hilfe von Spezialistinnen und Therapeuten!«

Bernhard Ludwig

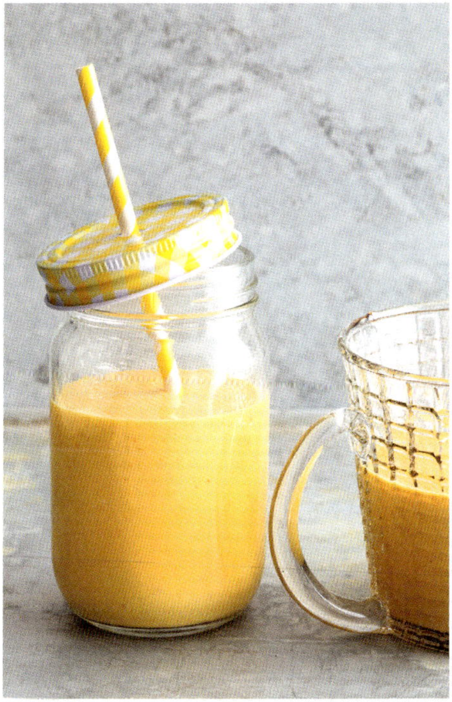

Eiweiß-Shakes sind nicht nur beliebt bei Nichtköchen, sondern auch im Rahmen von Crash-Diäten.

Von der Atkins- bis zur Magischen-Kohlsuppen-Diät, keine konnte auf Dauer so recht überzeugen. Ein Grund, warum die Vertreter der Fastenmethoden vom Begriff »Diät« Abstand nehmen. Denn die Gewichtsreduktion steht hier nicht im Vordergrund, sie ist ein Nebeneffekt. Vielmehr möchte man aber seinem Körper weniger eine reine Fassadenkorrektur verpassen, sondern eine Grundreinigung von innen zukommen lassen. Schließlich ging auch Jesus nicht 40 Tage in die Wüste, um eine Diät zu machen.

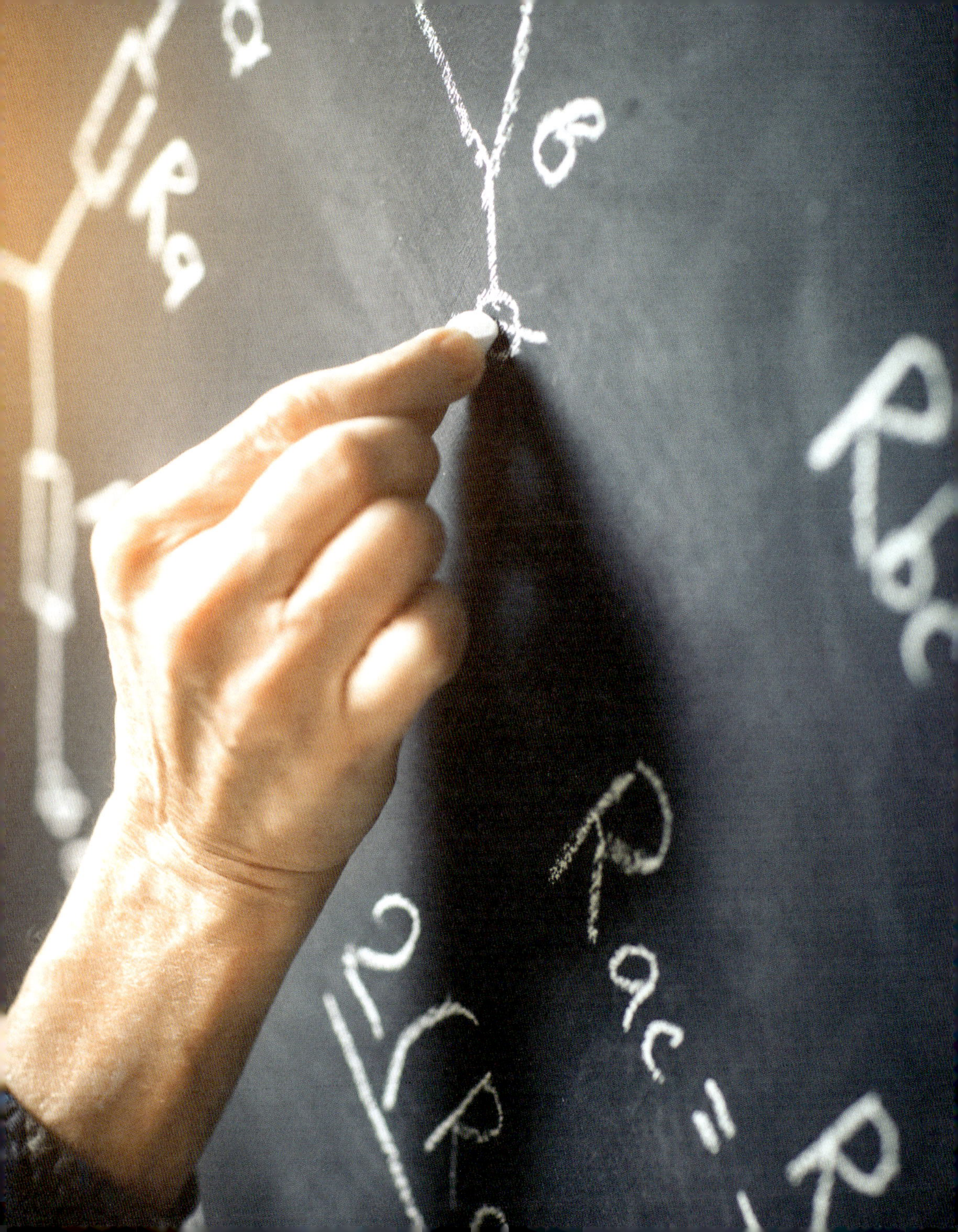
Ra
Rbc

WUNDERWISSEN – HINTERGRÜNDE

Die aktuelle Forschung zum Intervallfasten zeigt: Kaum etwas ist besser für die körperliche und geistige Gesundheit wie regelmäßige Fastenpausen. Die haben durchweg positive Nebenwirkungen, zum Beispiel in Form einer merklichen und nachhaltigen Gewichtsabnahme.

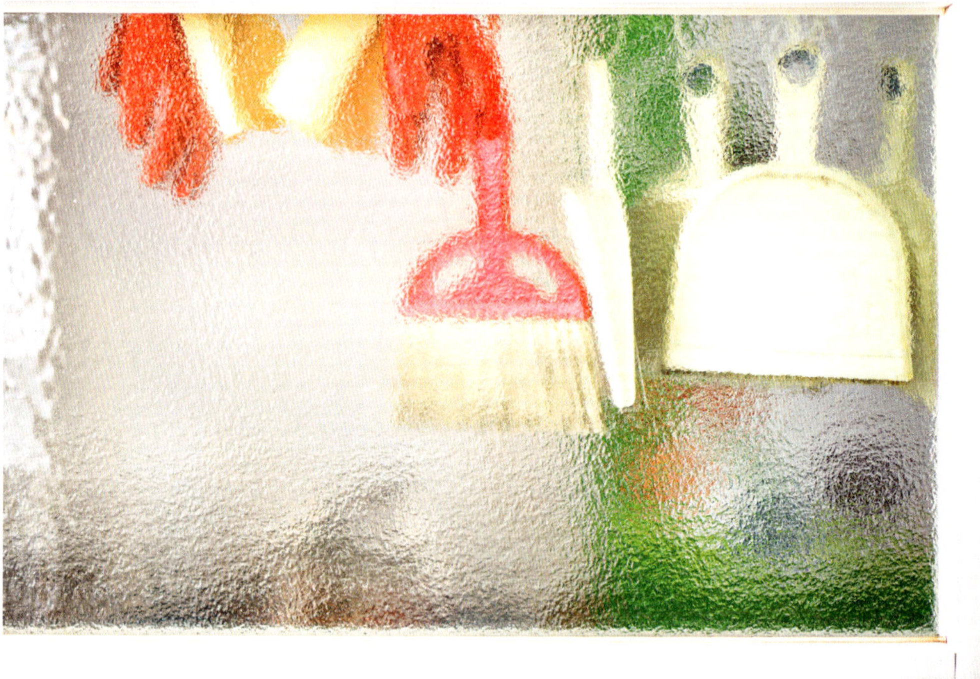

AUTOPHAGIE

Im Jahr 2016 vergab das Nobelkomitee am schwedischen Karolinska-Institut den Medizin-Nobelpreis an den 1945 geborenen japanischen Wissenschaftler Yoshinori Ohsumi. Der japanische Zellbiologe erhielt diese höchste medizinische Ehrung für seine Entdeckung des Autophagiemechanismus in Zellen. Die körpereigene Müllabfuhr hilft, Hunger, Stress und Keime zu überleben

NATÜRLICHES ZELLENDETOX

Darauf angesprochen, warum er sich für seine Untersuchungen denn auf die Auflösung und nicht auf die Zusammensetzung von Eiweißen fokussiert habe, antwortete der am Tokyo Institute of Technology tätige Forscher: »Ich wollte etwas tun, das die anderen nicht taten.« Tatsächlich hat man das Großreinemachen in Zellen bislang nie so beachtet.

Drei wesentliche Dinge, die die Autophagie (aus dem Altgriechischen »autóphagos« = sich selbst verzehrend) ausmachen, konnten in den Forschungsarbeiten gezeigt werden:

- **Erstens:** Zellen führen immer wieder einen Frühjahresputz durch und entsorgen defekte oder fehlgefaltete Proteine (Eiweiß).
- **Zweitens:** Die Abfallprodukte werden, ganz im Sinne der Nachhaltigkeit, nicht weggeworfen, sondern zu einem guten Teil recycelt.
- **Und drittens:** Dieses Müllentsorgungsprogramm dient zur Gesunderhaltung des ganzen Körpers.

Zwar konnte man schon in den 1960er-Jahren zeigen, dass Zellen über derartige Selbstreinigungsmechanismen verfügen. Wie sie genau ablaufen, ließ sich aber erst durch Ohsumis Versuche mit Backhefe erklären, also im Prinzip durch das Beobachten einer simplen Zutat, die man im Haushalt hat. Hätte also im Prinzip jeder selber draufkommen können.

Nobelpreisbereiter

Bereits 1974 hat der belgische Wissenschaftler Christian de Duve den Selbstverdauungsprozess der Zellen als Autophagie bezeichnet. Yoshinori Ohsumi hat diese Vorgänge mithilfe von Hefezellen genauer unter die Lupe genommen. Diese besitzen eine, den Lysosomen in menschlichen Zellen ähnliche, Vakuole – eine Art Zellmüllsack. Es war schon klar, dass ein Mangel an Nährstoffen (etwa durch Fasten) die Vakuole vergrößert. Zu viele Nährstoffe, vor allem Zucker, führen jedoch zu einer Verkleinerung. Ohsumis Forschungen führten zur Entdeckung jene Gene, die für den Prozess der Autophagie verantwortlich zeichnen (ATP1 bis 15). Ein Stresssignal, wie etwa ein Energiemangel in der Zelle durch ausbleibende Nährstoffe in Form von Fastenpausen, führt dazu, dass dieser lebenswichtige Mechanismus in Gang gesetzt wird.

Trendthema

Mittlerweile ist die Forschung zum Thema überaus hip geworden. Zahlreiche universitäre Institute beschäftigen sich mittlerweile mit den Autophagiemechanismen in der Zelle. Gerade im deutschsprachigen Raum, wo das Heilfasten eine große Tradition hat, ist das Interesse groß. Denn Fasten schiebt nachweislich den Autophagieprozess an. Hinzu kommt, dass sich auch die Boulevardpresse für die Ergebnisse der Wissenschaftler interessiert. Es passiert nicht oft, dass Forscher, Molekularbiologen oder Biotechnologen derart aus den Schatten ihren Labors heraustreten und im Rampenlicht der Öffentlichkeit ihre Ergebnisse präsentieren können. Von der abstrakten und meist nur in Fachkreisen diskutierten Grundlagenforschung sind Autophagie und die Effekte von Fasten und auch Spermidin mittlerweile Themen, die am Stammtisch besprochen werden. Denn auch die Substanz mit dem seltsamen Namen löst Autophagie und seine positiven Effekte, über die noch zu reden sein wird, aus.

ANTI-AGING VON INNEN

Eine Anti-Aging-Creme soll ja immer optisch jünger machen. Viel mehr erwarten wir eigentlich nicht von ihr. Echtes Anti-Aging geht jedoch vom Körperinneren aus und in die Zellen hinein.

Weil vor allem tierische Eiweiße den Alterungsprozess beschleunigen dürften, indem die Autophagie unterbrochen wird, sahen sich Wissenschaftler dazu zwei Proteine näher an. Sie heißen: mTOR (Mechanistic Target Of Rapamycin) und Wachstumsfaktor IGF-1 (Insulin-like-Growth-Factor). Beide werden durch die Aufnahme von Eiweißen angeregt. Das ist gut für Sportler, die gerne an Muskelmasse zulegen, aber auch für die Entstehung von Krebstumoren.

Wichtig: die mTOR-Bremse

Kurz gesagt: Wenn mTOR aktiv ist, wird eine Zelle zum Wachstum angeregt und die Autophagie stoppt. Eine verringerte Aktivität des Moleküls ist daher mit einer erhöhten Langlebigkeit der Zelle verbunden. Spermidin und längere Fastenphasen setzen die mTor-Aktivitäten nachweislich herunter. Bestimmte tierische Eiweiße, vor allem aus der Milch, unterbrechen hingegen die Autophagie.

Und noch ein Anti-Ager ...

In diesem Zusammenhang ist ein ziemlich heißer Kandidat mit großem Potenzial in Hinblick auf die Verlängerung von Lebenszeit zu erwähnen. Er stammt aus einem Bodenbakterium von der Osterinsel. Im dort gesproche-

Autophagie spielt eine Sonderrolle als Zellmüllabfuhr, aber auch bei der Vernichtung von Viren und Bakterien.

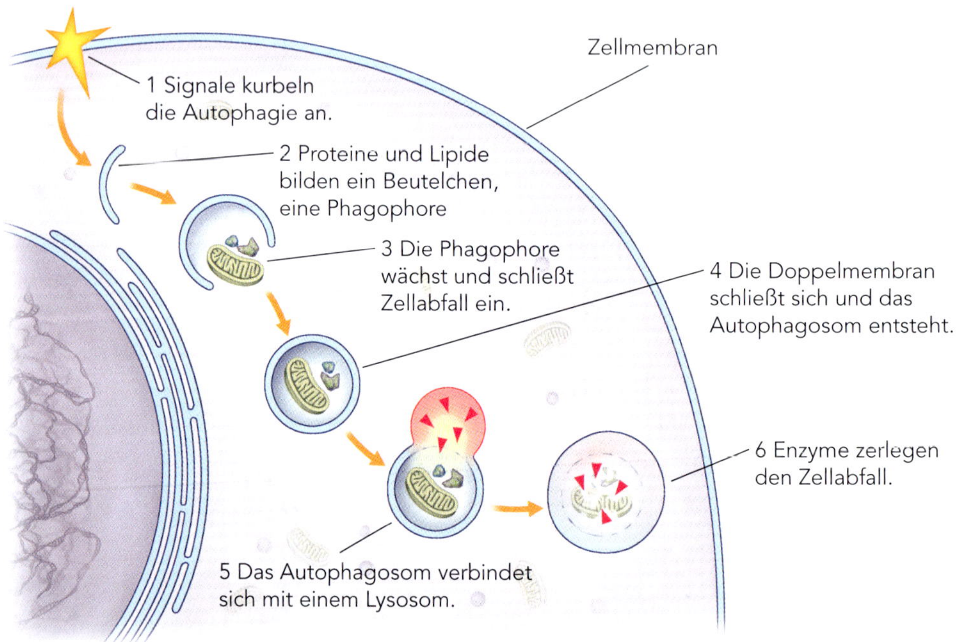

AUTOPHAGIE IN A NUTSHELL

Gibt es nichts zu futtern, futtert sich die Zelle selbst auf. So könnte man die Autophagie in groben Zügen umschreiben. Das klingt allerdings dramatischer, als es ist, denn die Zelle knabbert nicht an sich selbst, sondern beseitigt den angesammelten Restmüll.
Mit der Unterbrechung der Kalorienzufuhr über einen bestimmten Zeitraum setzt in der Zelle dieser Prozess ein. Sind die rasch verfügbaren Energiereserven durch die letzte Mahlzeit verbraucht, so wird auf das in der Leber gespeicherte Glykogen (Zucker) zurückgegriffen. Neigt sich auch dieser Vorrat seinem Ende zu (das geschieht bei Frauen normalerweise etwa nach 12, bei Männern nach rund 14 Stunden), so beginnt der Körper mit der Autophagie. Tatsächlich scheint er in einer solchen Phase endlich mal die Muße zum Aufräumen zu haben und entsorgt fehlerhafte Proteine oder kaputte Zellorganellen. Da die Bestandteile anschließend wiederverwertet werden, hat die Zelle in dieser Phase sogar mehr wertvolle Energie zur Verfügung. Das sind zwei positive Effekte auf einen Schlag.

nen polynesischen Dialekt heißt sie Rapa Nui. Die im Rahmen einer Expedition im Jahr 1965 importierte Substanz wurde nach ihrer Herkunft Rapamycin getauft.
So wie auch Spermidin verstärkt die Substanz die Autophagie. Mäuse, die im Tierversuch Rapamycin verabreicht bekommen, haben eine bis zu zehn Prozent längere Lebensspanne. Die Fachzeitschrift *Science* hat diese Erkenntnis zu einer der zehn wichtigsten wissenschaftlichen Durchbrüche des Jahres 2009 gekürt. Immerhin geht es dabei um die direkte Beeinflussung von Zellen und deren Alterungsprozesse, ohne dass dabei genetische Manipulationen nötig sind.
Rapamycin wird es jedoch nicht in die nähere Auswahl zur Jungbrunnenzutat des Jahrzehnts schaffen. Denn die Substanz schraubt auch die Körperabwehr massiv herunter. Rapamycin ist deshalb ein Medikament, das beispielsweise verhindert, dass transplantierte Organe vom Immunsystem abgestoßen werden. Das bedeutet: Man könnte zwar vielleicht theoretisch älter werden, wird es aber nicht mitbekommen, weil man bereits an einem Schnupfen verstorben ist.

AUTOPHAGIEKILLER INSULIN

Immer dann, wenn man Nahrung aufnimmt und Glukose aus Kohlenhydraten (Nudeln, Brot, Kartoffeln etc.) durch die Blutbahn strömt, schüttet der Körper Insulin aus. Der Blutzucker wird durch das Hormon aus der Bauchspeicheldrüse aus dem Blut in die Zellen geschaufelt. Genauer gesagt öffnet das Insulin ein Schloss, um die Glukose hineinzulassen. Gleichzeitig steht das Insulin auf der

AUTOPHAGIESTOPP DURCH INSULIN

Damit Energie aus der Nahrung in den Muskelzellen verbrannt werden kann, setzt die Bauchspeicheldrüse Insulin frei. Das Eiweißhormon wirkt an den Muskel- und Fettzellen, aber auch an der Leber, wie ein Schlüssel. So gelangen Nährstoffe in die Zellen: Die Autophagie wird gestoppt.

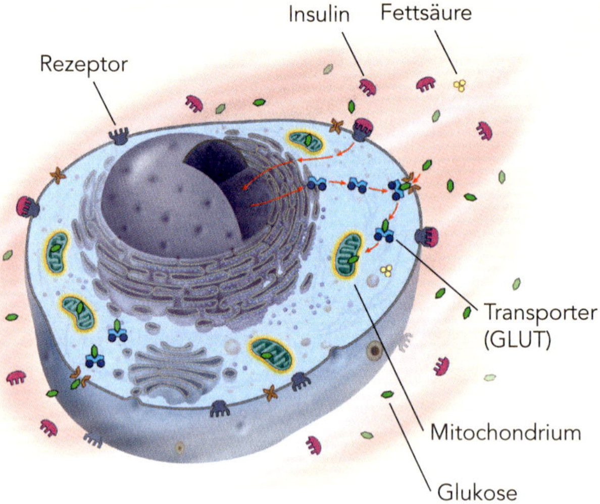

DER AUSGEGLICHENE ZELLSTOFFWECHSEL

Das Schlüsselhormon Insulin dockt an speziellen Rezeptoren an und öffnet hier die Zellen. Bestimmte Transportproteine (GLUT) transportieren Glukose, Fett- und Aminosäuren in die Muskel- oder Fettzellen. Sinkt der Insulinspiegel ab, beginnt die Autophagie und Aufbauprozesse finden statt.

DER SYSTEMZUSAMMENBRUCH

Kursiert ständig Insulin im Blut, reagieren die Rezeptoren an den Muskelzellen nicht mehr auf das Schlüsselhormon (Insulinresistenz). Es werden kaum noch Transporter entsandt. Zucker und Fettsäuren wandern jetzt in die Fettzellen. Die Energiekraftwerke der Zelle (Mitochondrien) arbeiten nur noch auf Sparflamme. Alterungsprozesse beschleunigen sich.

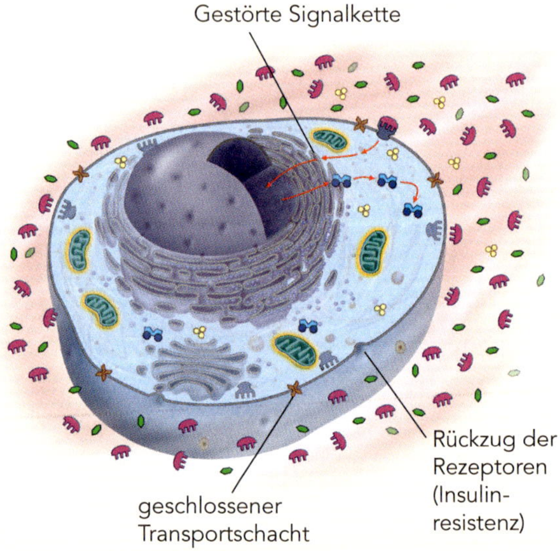

Fettverbrennungsbremse. Es wird daher gerne auch als »Dickmacher-Hormon« bezeichnet. Klar, denn solange frischer Brennstoff vorhanden ist, wird der Körper nicht die mühsam angesparten Depots verheizen. Schließlich können ja auch mal magere Zeiten kommen. Ein Irrtum, dem das Insulin hier aufsitzt, denn hierzulande kommen die mageren Zeiten schlichtweg nicht!
Wird also pausenlos schnelle Energie nachgeliefert – in Form von Zucker im Kaffee, Zucker in der Watte oder sogar Zucker in der Semmel – kommen weder das Insulin noch die Zellen zur Ruhe. Im schlimmsten Fall – wenn die Partnerschaft zwischen Zellen und Insulin nicht mehr zu retten ist – passiert, was man als letzten Ausweg eben so tut: Man tauscht das Schloss der gemeinsamen Wohnung aus. Die Zellen werden insulinresistent, der Blutzuckerspiegel bleibt hoch, der Insulinspiegel auch, und es entwickelt sich der sogenannte Typ-2-Diabetes.
So weit muss es nicht kommen. Allerdings – und das ist der zweite Effekt: Dauerhaft erhöhtes Insulin bremst auch die Autophagie.

AUTOPHAGIE UND FASTEN

Um Zusammenhänge zwischen Fasten und Autophagie zu klären, haben sich die Altersforscher auf das Füttern von Mäusen fokussiert. Für die Forscher von Vorteil: Die Tiere haben eine Lebenserwartung von nur zwei bis drei Jahren, es gilt daher als wahrscheinlich, dass die Wissenschaftler ihre Versuchsobjekte überleben und die Forschung in einer überschaubaren Zeit erledigen. Und die Mäuse können sich nicht wehren.

Geht auch mit Fast Food!

Die in den letzten Jahren daraus gewonnene Erkenntnis: Eine zeitweilige Kalorienkürzung aktiviert Autophagie. Die Tiere sind, bei gleicher Menge zugeführter Energie wie die nicht fastende Kontrollgruppe, gesünder, schlanker und leben deutlich länger – um satte 20 Prozent. Es funktioniert sogar – und das dürfte all jene freuen, denen eine gesunde Kost immer schon ein Dorn im mitessenden Auge war – bei ungesunder und fettreicher Fast-Food-Ernährung. Während die Dauer-
esser frühzeitig dick und leberkrank werden, ziehen die intervallfastenden Mitmäuse in puncto Lebenserwartung an ihnen vorbei – bei gleichem Nahrungsmix!
Tatsächlich dürfte die zelluläre Selbstreinigung keinen Unterschied zwischen Bioprodukt- und Trash-Konsumenten machen. Bei längerem Nahrungsstopp beginnt die Zelle aufzuräumen, kaputte Bestandteile zu reparieren, und macht daraus wieder Energie. Auch wenn sich Altersforscher oft nicht einig sind, gibt es hier einen Konsens:

»Regelmäßiges Fasten verlängert das Leben.«
Frank Madeo (Intervallfastenforscher)

Erzählen Mäuse Lügen?

Dass immer wieder Versuche mit Tieren ins Rennen geführt werden, mag dem Ganzen einen schalen Beigeschmack geben, zumal auch die Frage im Raum steht, inwieweit solche Ergebnisse auf den Menschen übertragbar sind. Denn viele der beobachteten Effekte, etwa eine Verbesserung der Herz- und Muskelfunktion, der positiven Wirkung auf das Immunsystem und den Stoffwechsel oder die Verlängerung der Lebenszeit durch Spermidin – sind unter Laborbedingungen und an Nagern festgestellt worden.
Der in Wissenschaftskreisen gerne bemühte Spruch »mice tell lies« (auf Deutsch: Mäuse lügen) weist auf die Problematik hin, dass man Erkenntnisse aus Laborexperimenten an Nagern nicht unbedingt auf den Menschen übertragen kann, die ethischen Fragestellungen bei Tierversuchen mal außen vorgelassen. Letztlich kommt es darauf an, wie der

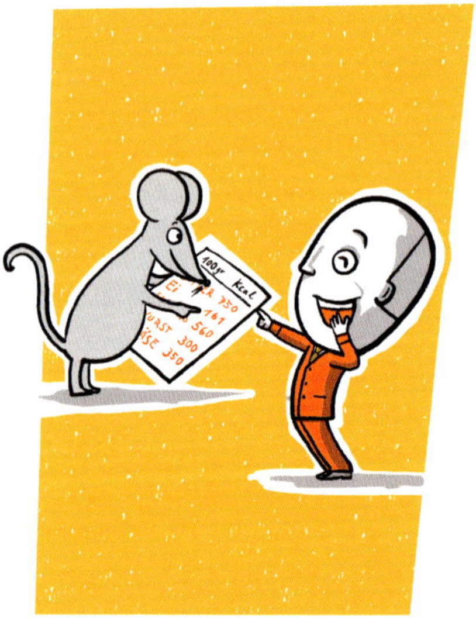

Auch in Bernhard Ludwigs Buch Morgen-darf-ich-essen-was-ich-will-Diät spielten Mäuse eine Hauptrolle.

INTERFAST-STUDIE

Solche Humanstudien sind bereits am Laufen, auch erste Ergebnisse gibt es – und die sind allesamt vielversprechend. So konnte die Studie INTERFAST der Grazer Universitätsklinik zeigen, dass Intervallfasten nicht nur bei der Gewichtsreduktion helfen kann, sondern auch einen positiven Effekt auf den Blutdruck hat (siehe auch **Seite 45**).
Im Rahmen der Untersuchung wurde jeden zweiten Tag gefastet, wogegen an den Esstagen keinerlei Verzicht auf bestimmte Nahrungsmittel geübt wurde (siehe auch **Seite 47 f.**). Die Versuchspersonen durften somit weiterschlemmen. Einzig der Umstand, ob sie wirklich gefastet haben, wurde mit Blutzuckermessungen evaluiert. Federführend war der Molekularbiologe Slaven Stekovic. Beim Fasten steigt die Konzentration der ungesättigten Fettsäuren im Blut und hilft dabei, den molekularen Zellschrott zu beseitigen.

> *»Bei den Mäusen macht die Zeit den Unterschied: Gleiche Portion auf dem Teller – halbe Portion an der Maus!«*
>
> Bernhard Ludwig

Mensch auf die im Experiment untersuchte Maßnahme reagiert – und natürlich auch, wie die Sache abseits einer wissenschaftlichen Untersuchung aussieht.
Denn im Setting eines universitären Experiments sind viele Probanden auffällig artig. Sehen die Wissenschaftler aber weg, verfallen die meisten Teilnehmer ganz schnell wieder in alte Muster. Dann gibt es auch das Phänomen der Response Bias, der Antworttendenz. Menschen tendieren bei der Befragung nach ihren Ernährungs- und Lebensgewohnheiten manchmal zu Antworten, von denen sie annehmen, dass ihr Gegenüber, also der Herr oder die Frau Wissenschaftler sie von ihnen erwartet. Das an dieser Stelle aber nur am Rande.

WUNDER 2: MEHR ENERGIE DURCH FASTEN

Auch wenn man zu Beginn einer Ernährungsumstellung in Richtung Intervallfasten felsenfest davon überzeugt sein sollte, dass ohne ausreichenden Treibstoff in Form kurzkettiger Kohlenhydrate (zu Deutsch: schnelle Zucker) im Energydrink oder einem Burger mit Pommes keinerlei Leistungen zu erbringen seien, wird man bald eines Besseren belehrt.
Ist man mal über den Berg der ersten Hungerphase hinüber, hat der Organismus resigniert festgestellt, dass es nicht mehr so geschmeidig weitergeht wie bisher. Ihm fällt plötzlich auf, dass man Fastenzeiten nicht nur liegend und ohne jegliche Anstrengung überstehen kann. Im Gegenteil: Nach einiger Zeit kommen sogar Energien zum Vorschein, deren Ursprung man zunächst nicht zu verorten vermag.
Ausgehend von den aktuellen Erkenntnissen kann man die Umstellung des eigenen Körpers auf den ketogenen Stoffwechsel als Power-Booster erkennen (mehr dazu auf **Seite 36**) wie auch die Fähigkeit der Zellen, nicht nur zu entrümpeln, sondern die alten Sachen zu recyclen und in Energie zu verwandeln.
Dass das überall funktioniert, hätte jedem auffallen müssen, der mit offenen Augen durch die Welt geht: Wenn Zugvögel ihre lange Reise antreten, haben sie selten einen Rucksack mit Marschration im Gepäck. Tausende Kilometer werden, quasi im Fastenmodus, absolviert. Ähnliches gilt für Kinder, die bei einer fieberhaften Erkrankung kaum Appetit zeigen, nicht einmal auf ihre Lieblingsspeisen. Der Körper scheint sich regelrecht gegen eine Nahrungszufuhr zu schützen. Möglicherweise ist das Ankurbeln der Autophagie genau jener Mechanismus, der diese innere Kraft, die vor allem in schwierigen Zeiten benötigt wird, freisetzt.

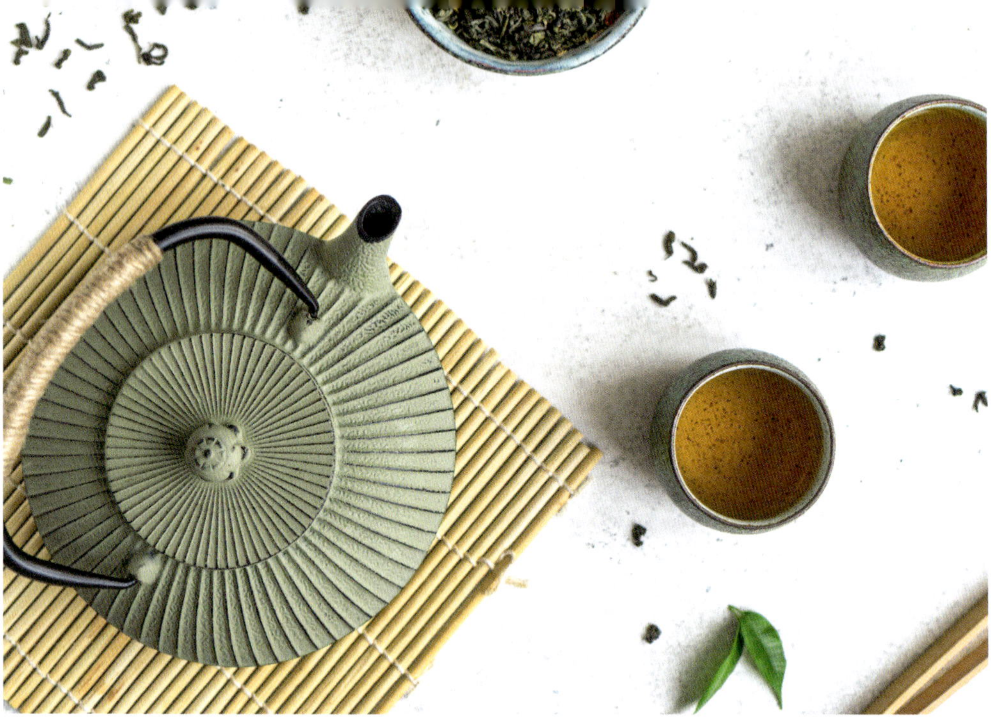

FASTENZEITEN

Dreimal täglich eine große Hauptmahlzeit – das ist eine Alltagsgewohnheit, von der unsere Vorfahren weit entfernt waren. Man muss dazu ernährungsphysiologisch nicht einmal zurück bis in die Steinzeit gehen. Es war auch absolut unüblich, sich in den vergangenen Jahrhunderten beim Jagen, auf Wanderschaft oder bei der Arbeit auf dem Feld derart durchgetaktet zu ernähren.

PAUSEN VOM SCHMAUSEN

Tatsächlich kannten unsere Urahnen auch schon das Intervallfasten, selbst wenn sie es nicht so nannten. Zugegeben, das ist jetzt kein Beweis für die lebensverlängernde Wirkung von Fasten, denn die meisten unserer steinzeitlichen Vorfahren sind schon mit Mitte 20 an einer Nagelbettentzündung oder einem eitrigen Zahn verstorben.

Traditionen und religiöses Fasten

Mohammed, Buddha oder Jesus – sie alle fasteten. Letzterer bekanntlich 40 Tage in der Wüste. Danach bekam er Hunger. (Matthäus 4.2). Erstaunlich, doch wissenschaftlich machbar, geht es nach der deutschen Ärztegesellschaft Heilfasten und Ernährung.
Dazu gibt es auch gleich die passende Rechnung: Ein normalgewichtiger 1,70 Meter großer und 70 Kilogramm schwerer Mensch besitzt etwa 10 Kilogramm Fett, drei Kilogramm mobilisierbares Eiweiß und 0,75 Kilogramm Kohlenhydrate. Das sollte für 42 Tage reichen, so er genug Flüssigkeit bekommt. Rechnerisch bedeutet jedoch noch lange nicht praktisch. Denn es kommt immer auf den persönlichen Gesundheitszustand, die mentale Verfassung und letztlich auch auf die Fettreserven an, die individuell sehr unterschiedlich ausfallen können. Aber die Rechnung zeigt, dass zumindest ein wenig Spielraum da ist, bevor der Körper aufgibt. Panik davor, nach drei Tagen Intervallfasten in einen lebensbedrohlichen Zustand zu gelangen, ist also nicht angezeigt.

FASTEN IN DER GESCHICHTE

- Der islamische Ramadan, der jüdische Jom Kippur, die vorösterliche Zeit im Christentum oder der Advent sind Fastenzeiten, auch wenn man da die Entbehrung bisweilen suchen muss. Hier ist das Fasten immer eingebettet in den religiösen Kontext – Beten und Almosen geben gehören dazu.

> *»Aus ärztlicher Sicht ist die spirituelle Variante des 40:1 (40 Tage Fasten, 1 Tag Essen) für die breite Bevölkerung nicht zu empfehlen.«*
>
> Ronny Tekal

- Das religiöse Fasten wurde sukzessive durch das naturwissenschaftliche Fasten abgelöst. Schließlich hat sich die Medizin vielerorts als Religionsersatz durchgesetzt. Beim medizinischen Fasten stand das Wohlbefinden im Vordergrund.
- Seit den 1960er-Jahren und der Etablierung eines in Richtung Magersucht gehenden Schönheitsideals wurde Fasten als brauchbare Möglichkeit gesehen, den Körper optisch aufzubessern – auch wenn der Körper damit nicht unbedingt gesünder, sondern nur weniger wurde.
- Um die Jahrtausendwende kehrt die Sehnsucht nach Spiritualität, Ganzheitlichkeit und umfassendem Wohlbefinden zurück. Wer es sich zeitlich und finanziell leisten kann, lässt sich in einer Kurklinik oder einem Wellness-Hotel bei einer geistigen, körperlichen und spirituellen Entschlackung begleiten.
- In den letzten Jahren tritt der naturwissenschaftliche Charakter wieder in den Vordergrund. Beten ist in den modernen Konzepten selten drin, wenn man die Kur nicht

gerade in einem Kloster absolviert. Auch nicht das Geben von Almosen, da man das Geld für die mitunter kostspieligen Kuraufenthalte selber braucht.

Die neue »Gesundheitsreligion« spornt dazu an, die Zellalterung anhalten zu wollen und Krankheiten auf diese Weise erfolgreich vorzubeugen. Man fastet – ja, zugegeben – auch, um ungeliebte, überschüssige Pfunde loszuwerden, aber vor allem, um die Lebensqualität zu verbessern und gesünder zu leben. Auch vorbeugend.

Und man möchte das Ganze bequem von zu Hause aus machen, sein Leben nicht durch Fasten unterbrechen, sondern es in den Alltag integrieren. Unkompliziert, kostengünstig und vielleicht sogar noch mit einer hippen App unterstützt.

WAS BEIM FASTEN PASSIERT

Alternative Energiequellen sind nicht nur im Zeichen des Klimaschutzes etwas, auf das man lieber zurückgreift. Unser Körper wird über die Nahrung zumeist mit rasch verfügbaren Kohlenhydraten befeuert, heißt, alle Zuckerarten, die schnell vom Körper aufgenommen werden. Das sind Kohlenhydrate aus festen und flüssigen Süßigkeiten, Weißmehl, Kartoffelknödeln etc. Das kann auf Dauer zu Problemen führen und die Zellalterung beschleunigen. Entzieht man dem Körper diese liebste Energiequelle, so muss er auf andere Ressourcen zurückgreifen.

Um das Überleben zu sichern, beginnt der Organismus zuerst die Eiweiß- (= Muskeln) und dann die Fettreserven (= Speck) anzuknabbern und bastelt daraus sogenannte Ketonkörper, die als Treibstoff sogar noch besser taugen als der Zucker. Vor allem das Gehirn liebt Ketone. Keine schlechte Idee also, die Bildung von Ketonen im Körper ein wenig anzukurbeln und den Körper in eine Ketose zu geleiten.

Vorab noch zur Klarstellung: Bei gesunden Personen gilt die Ketose als nicht schädlich, auch wenn beim Fasten ein dafür typischer süß-säuerlicher Mundgeruch entstehen kann.

Wunderbare Ketone

Die Umstellung auf einen ketogenen Zustand erfolgt also immer dann, wenn der Organismus deutlich zu wenig Nahrung bekommt. Beim Fasten schaltet der Körper automatisch in den Stoffwechselzustand der Ketose, sobald kein Zucker aus der letzten Mahlzeit mehr im Blut kursiert und sich auch die in der Leber und im Muskel in Form von Glykogen gespeicherten Kohlenhydratreserven dem Ende zugeneigt haben. Dieses Spezialprogramm des Stoffwechsels hat unseren Urahnen in Zeiten, als Hungern an der Tagesordnung war, das Überleben gesichert.

Dann ist der Organismus gezwungen, auf andere Energiequellen umzusteigen. Fettsäuren werden dazu in Ketonkörper umgewandelt. Diese liefern rasch Energie für das Gehirn. Ein eigener Rezeptor (Monocarboxylat-Trans-

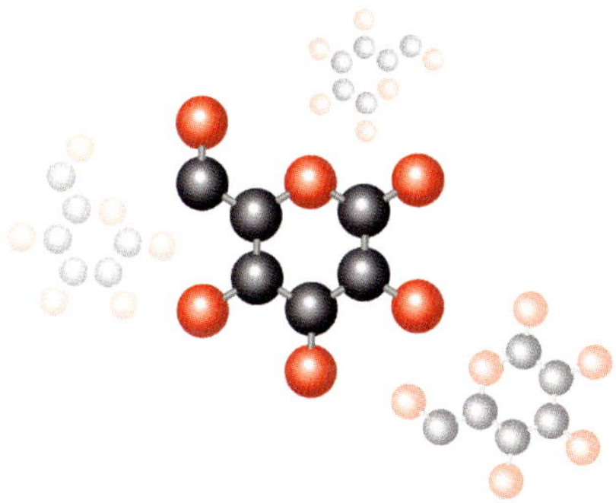

Glukose ist die Lieblingsenergiequelle des Körpers, die bezieht er aus Kohlenhydraten.

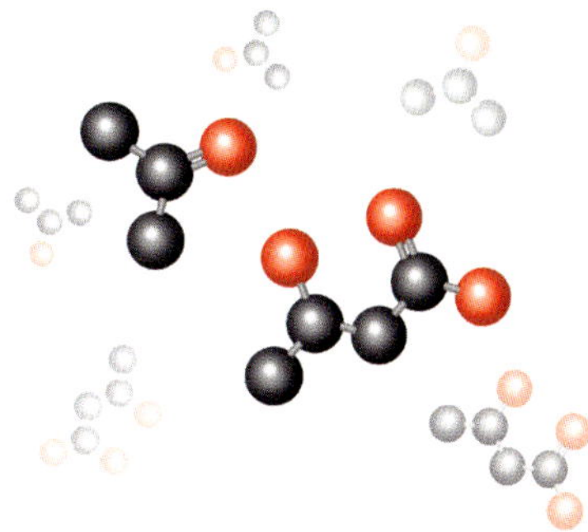

Ketone lernt der Organismus als neue Lieblingsspeise beim Fasten oder bei Low-low-Carb-Diäten kennen.

porter/MCT) sorgt dafür, dass die Ketone quasi mit Eskorte in die Steuerzentrale im Kopf gelangen. Das Gehirn stellt sich langsam um und verwendet gerne auch statt Glukose die gewonnenen Ketone. Sie gelten als der »bessere Treibstoff« für das Gehirn und sind immer verfügbar, denn so ein paar Fettzellen finden sich im Körper allemal. Außerdem verbessern, wie Studien zeigen, Ketone die Reparatur von Nervenzellen und reduzieren Entzündungsreaktionen im Gehirn. Krankheitsverläufe bei Morbus Alzheimer oder Parkinson werden so günstig beeinflusst, da die neuronale Energiereserve vergrößert wird und es zu zellschützenden Reaktionen kommt. Bereits in den 1920er-Jahren haben Ärzte erkannt, dass man mit einer ketogenen Diät Epilepsie mildern kann. Zudem erhöht sich der Botenstoff GABA im Gehirn, der uns gut schlafen lässt.

WUNDER 3: SEELENREINIGUNG IN DER ZELLE

Magisches Aufräumen geht nicht nur mit der Ordnungsspezialistin Marie Kondo, sondern auch in jeder Zelle, sobald die Energiezufuhr gedrosselt wird. Das gibt das Signal für die Autophagie: Kohlenhydrate, Fette und Proteine werden dabei geschreddert und stehen zum Recycling und zur Wiederverwendung zur Verfügung (siehe **Seite 28**). Der Grazer Molekularbiologe Frank Madeo spricht im Zusammenhang mit der Autophagie auch hymnisch davon, dass man die Zellentrümpelung auf molekularer Ebene durchaus als »Korrelat der Katharsis, der Seelenreinigung, von der Fastende oft berichten«, betrachten könne.

FASTENMETHODEN

Eine Diät, die etwas auf sich hält, behauptet meist von sich, gar keine zu sein. In diesem Punkt unterscheidet sich Fasten also nicht von den mannigfaltigen Methoden, die heute zur Gewichtsreduktion zur Verfügung stehen. Außer in einem: Die Behauptung ist in diesem Fall absolut korrekt.

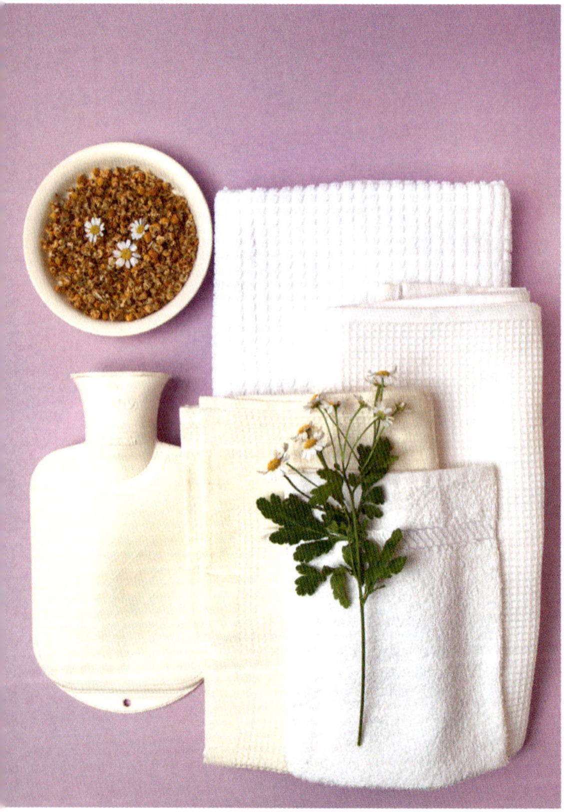

Beim Fasten ist die Leber als zentrales Entgiftungorgan gefordert, ein Leberwickel unterstützt.

Fasten ist keine Diät

Oftmals wird von der 10in2- oder der 16:8-Diät gesprochen. Das mag zwar in der ursprünglichen Bedeutung zutreffen, denn das altgriechische Wort »díaita« heißt übersetzt »Lebensweise« und nicht Abspeckkur. Umgangssprachlich bedeutet es jedoch: »Sieh zu, dass du in drei Wochen rasch mal zehn Kilo abnimmst, und behaupte danach, du weißt nicht, warum du plötzlich so gut aussiehst, denn du hättest so weitergemacht wie bisher«.

Die Krux derartiger Diäten ist deren augenscheinlicher Vorteil: Denn so rasch die Kilos purzeln, so rasch klettern sie wieder auf die Hüften. Und sie haben darüber hinaus noch viele Freunde mitgebracht.

Die Antwort auf die gerne gestellte Frage, wie lange man denn eine solche »Diät«, die auf Nahrungspausen beruht, durchhalten müsse, lautet also: im Idealfall ein Leben lang. Damit ist auch klar, dass sie individuell passen muss. Eine Diät, die auf Kasteiung aufgebaut ist, verfehlt ihren Zweck. Die Umstellung auf eine den Bedürfnissen des Körpers gerecht werdende Ernährungsform ist eine Philosophie.

In diesem Sinne kann man also getrost Fastenmethoden als »Diäten« im altgriechischen Sinn verstehen. Und ganz unter uns: Eine Diät zu machen ist nicht cool, denn die macht man letztendlich, um anderen Personen zu gefallen. Aber zu fasten hat etwas Heldenhaftes, zeigt Willenskraft und kann der inneren

Stärkung dienen. Die Entscheidung, wie Sie es nennen wollen, bleibt aber natürlich Ihnen allein überlassen.

MEDIZINISCHES FASTEN

Schon der griechische Arzt Hippokrates (460–375 v. Chr.), Mitbegründer der abendländischen Medizin, sah das Fasten als wirksame Heilmethode an.

Buchinger Heilfasten

Als Klassiker unter den traditionellen europäischen Methoden zur körperlichen Entgiftung gelten sicherlich die Kur nach dem Österreicher Franz Xaver Mayr und das aus Deutschland stammende Buchinger-Fasten.
Der 1878 geborene deutsche Arzt Otto Buchinger war im Ersten Weltkrieg als Sanitätsoffizier tätig und erkrankte selbst 1917 nach einer Mandelentzündung an schwerer rheumatoider Arthritis, einem entzündlichen Gelenksrheumatismus. Um Linderung für seine Beschwerden zu finden, wandte er sich an den Nestor des Heilfastens, Gustav Riedlin (1861–1945), praktischer Arzt in Freiburg. Hier gab es drei Wochen lang nur Tee.
Eine zweite Kur in Dresden folgte, wo es vier Wochen nur Wasser gab. Der so gesundete Buchinger schrieb später in seinen Lebenserinnerungen: »Diese Kur von 19 Tagen rettete mir wahrhaftig Existenz und Leben. Ich war schwach, mager, aber ich konnte wieder alle Gelenke bewegen.«

Das Heilfasten ist der Kern der Buchinger-Methode. Otto Buchinger versammelte in seinem, wenige Jahre später errichteten, Kurheim ein interdisziplinäres Team von Ärzten, Therapeuten, Künstlern und Seelsorgern und entwickelte damit ein wegweisendes Konzept, das in den modernen Rehabilitations-Kliniken umgesetzt wird.
Typisch für das Buchinger-Fasten ist, dass in Form einer geringen Menge an Gemüsebrühe, Säften oder Honig eine tägliche Energiezufuhr von bis zu 500 Kilokalorien erlaubt. Damit soll dem Abbau von Eiweißstrukturen in der Muskulatur entgegengewirkt, ein möglicher Jo-Jo-Effekt nach dem Fasten ausgeschlossen und die Belastung des Stoffwechsels verringert werden. Hinzu kommen entlastende Maßnahmen, wie Einläufe oder Leberwickel. Da man auf feste Nahrung verzichtet, wird die Buchinger-Methode auch als Saftfasten bezeichnet. Viele neue und hippe Methoden des Intervallfastens, bei denen man ein paar wenige hundert Kalorien, etwa in Form von Brühe, zu sich nehmen darf, beruhen auf diesem Konzept.

»Wer stark, gesund und jung bleiben will, sei mäßig, übe den Körper, atme reine Luft und heile sein Weh eher durch Fasten als durch Medikamente.«

Hippokrates von Kos (Ärzte-Urvater)

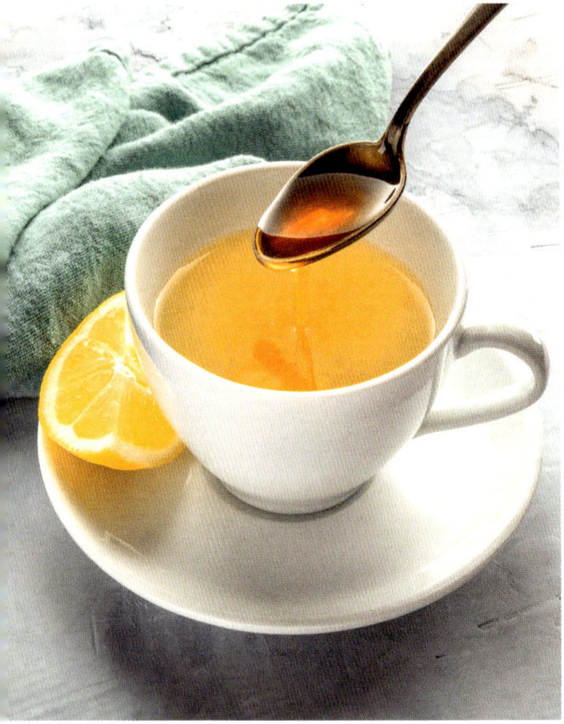

Eine »Standardmahlzeit« beim Heilfasten: Tee und gelegentlich ein Löffelchen Honig.

STOFFWECHSELTRAINING

Ein Schüler und Nachfolger Buchingers in der Klinik am Bodensee war Heinz Fahrner, der selbst regelmäßig präventiv fastete und damit »Stoffwechseltraining« betrieb. Sein 1985 erschienenes Buch *Fasten als Therapie* gilt nach wie vor als Standardwerk. Bereits hier waren schon die Umstellung auf die autarke »Innere Ernährung« und die phasenhaften Verläufe der »Inneren Verdauung« erwähnt.

Im Prinzip war das bereits eine frühe Beschreibung der Autophagie.
Dennoch ist man heute auch noch überaus vorsichtig, erkrankten Personen eine Fastenkur zu verordnen. Vielmehr gilt das »Aufpäppeln«, also das nahrungstechnische Kräftigen geschwächter Personen durch Eltern und medizinisches Personal als State of the Art. An das Fasten traut man sich nicht, daher haben es auch Studien zum Fasten bei Kranken nicht leicht, eine Zustimmung der Ethikkommission zu bekommen.

Heilfasten für Gesunde

Der deutsche Arzt Hellmut Lützner hat 1976, basierend auf der Buchinger-Methode, einen Fastenratgeber für Gesunde herausgebracht und damit das Heilfasten einer breiten Öffentlichkeit zugänglich gemacht. Jetzt konnten auch gesunde Menschen fasten, um so Krankheiten vorzubeugen. Nach einem Entlastungstag in Form von einem Obst-, Reis-, Gemüse, Apfel- oder Kartoffeltag – und dem Einsatz der allseits beliebten Ausleitungsmethoden wie von Glaubersalz auf Wasser

»Das Fasten ist der stärkste Appell an die natürlichen Selbstheilungskräfte des Menschen, sowohl leiblich wie seelisch gesehen.«

Dr. Heinz Fahrner

oder eines Einlaufs – wird fünf Tage auf feste Nahrung verzichtet. Erlaubt sind nur ein Obst- beziehungsweise Gemüsesaft pro Tag, sowie eine ungesalzene Gemüsebrühe und Fastentee oder Wasser. Nicht erlaubt sind Alkohol und Koffein sowie Rauchen. Wenn dabei der Kreislauf schlappmachen sollte, ist auch ein Teelöffel Honig im Tee gestattet. Um dem nachvollziehbaren Jo-Jo-Effekt am sechsten Tag vorzubeugen, erfolgt das Fastenbrechen nicht mit Tiefkühlpizza, sondern einer langsamen Aufbaukost. Dazu gibt es spezielle Speisepläne, und man sollte auch an diesen Tagen auf eine ausreichende Flüssigkeitszufuhr achten.

F.-X.-Mayr: Fasten bei Milch und Brot

Das österreichische Pendant ist die Fastenkur nach Franz Xaver Mayr. 1875 im steirischen Gröbming hat der Mediziner seinen Fokus auf den Magen-Darm-Trakt gelegt. Bei der bekannten Milch-Semmel-Kur wird ein altbackenes Brötchen 30- bis 40-mal gekaut, bevor der Brei mit einem Schluck Flüssigkeit geschluckt wird. Durch die Zerkleinerung nimmt man dem Darm Arbeit ab, auch die Verdauung der Kohlenhydrate beginnt durch das Einspeicheln im Mund, und man trainiert das eigene Sättigungsgefühl. Das eigentliche Fasten erfolgt zuvor: In der eine oder zwei Wochen dauernde Teefasten-Phase gibt es keine feste Nahrung, sondern nur Tee oder Brühe. Also nichts für Menschen, die hoffen,

»Auch hier ist Abnehmen nicht unbedingt das Ziel, sondern ein gern gesehener Nebeneffekt.«

Ronny Tekal

zur Belohnung nach einer Phase des Verzichts in eine Pizza mit extra viel Käse zu beißen, wenn am Ende des Tunnels lediglich eine alte Semmel auf den Verzehr wartet. Motivieren sieht dann doch etwas anders aus.

MODERNE VARIANTEN

Nicht nur aus diesem Grund hat sich die F.-X.-Mayr-Kur seit ihren Ursprüngen stark verändert und wird heute in zahlreichen Kurkliniken in großer Variantenvielfalt angeboten. So wird das Weißbrot, ganz zeitgemäß, durch andere vollwertigere Brotsorten ersetzt, die Milch stammt auch nicht mehr unbedingt von der Kuh, sondern aus der Mandel, der Sojabohne oder dem Hafer und heißt jetzt Drink. Dass auch bei dieser traditionell europäischen Methode die Darmreinigung dazugehört, versteht sich da fast schon von selbst. Traditionelle Europäer lieben Einläufe … Auf jeden Fall soll sich das Verdauungssystem so erholen und regenerieren und der Seele gleich auch noch ein neues Selbstwertgefühl verliehen werden, wie die eine oder andere Kurklinik wirbt, die das modernisierte F.-X.-Mayr-Fasten im Angebot hat.

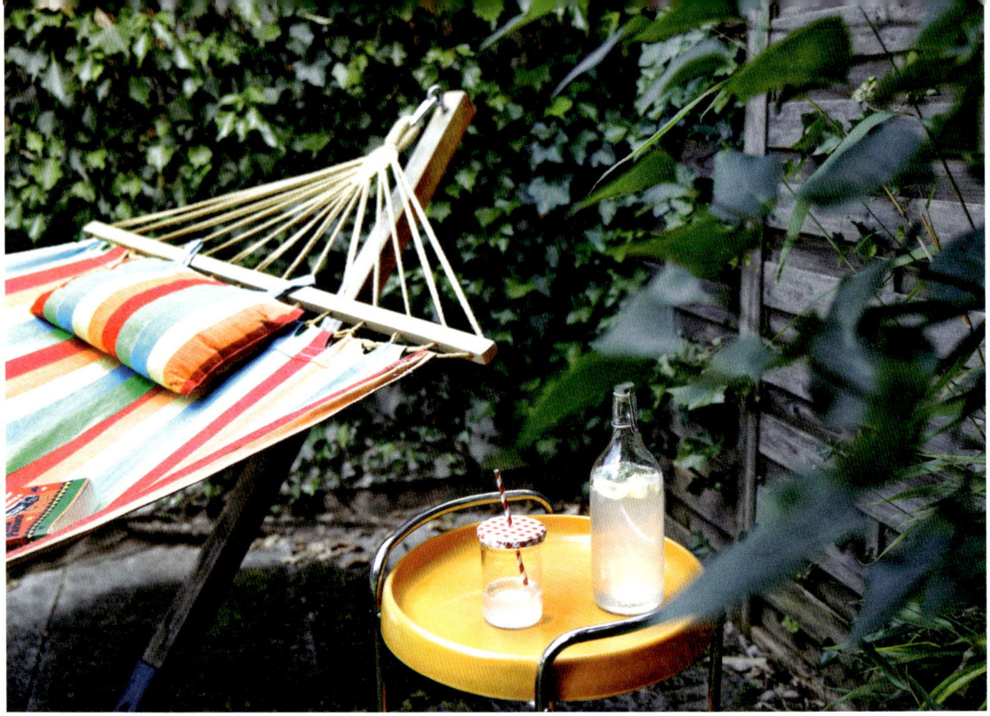

INTERVALLFASTEN

Der Begriff hat sich für eine Reihe von Programmen eingebürgert. Die große Bandbreite der Varianten und der Umstand, dass ein Intervall von ein paar Stunden bis zu mehreren Wochen reichen kann, legt nahe, dass nicht alles Fasten ist, was so heißt. Natürlich kann man auch schon beim Essen zwischen jedem Bissen die Zeit stoppen, um auf ein fünfsekündiges Fastenintervall zu kommen. Das mag absurd klingen, doch gerade Fastenpuristen belächeln die geringen Intervalle, die heute so praktiziert werden.

ESSENSPAUSEN SIND FASTENZEITEN

Tatsächlich ist es für manche aber bereits eine bemerkenswert neue Erfahrung, ehrliche fünf

Stunden Pause zwischen den Mahlzeiten einzulegen, in denen auch keine »gesunden Snacks« erlaubt sind. Schließlich essen die industrialisierten Mitteleuropäer im Schnitt ein Dutzend Mal pro Tag. Neben Frühstück, Mittagessen und Abendmahl liegen nicht nur Jausen, Brotzeiten oder Kaffeekränzchen, sondern auch die oft von Ernährungsberatern geforderten fünf Portionen Obst und Gemüse, die als weitere gesunde Zwischensnacks konsumiert werden. Ganz zu schweigen vom gezuckerten Milchkaffee oder dem Schlummertrunk in Form von Bier oder Wein.

Time Restricted Eating

Alle Fastenmethoden lassen sich am ehesten grob einteilen in das Time-Restricted Eating (TRE), das mehr oder minder große Zeitabstände innerhalb eines Tages beinhaltet, und das intermittierende Fasten, bei dem immer wieder 24 Stundenplus gefastet wird. Hier gibt es Phasen der Nahrungsaufnahme und – längere – Phasen des Fastens.
Die Unterschiede der Methoden liegen in den Zeiten. Während man beim Time Restricted Eating 14, 16 oder auch 18 Stunden Pausen macht, nimmt man bei der Warrior-Diät generell nur eine Mahlzeit zu sich.

Alternate Day Fasting

Beim Alternate Day Fasting (ADF) folgt immer ein »Esstag« auf einen »Nicht-Esstag« – etwa bei der bekannten Bernhard Ludwig'schen 10in2-Methode.

Auch wenn für viele Methoden im Labor positive Effekte nachgewiesen werden konnten, sind nur wenige dieser Varianten auch in klinischen Untersuchungen hinsichtlich ihrer Wirkung auf die Gesundheit ausreichend untersucht. Die Variante 10in2 konnte in der 2019 publizierten INTERFAST-Studie die Vorteile des Fastens bereits belegen.
Exemplarisch seien hier ein paar Methoden angeführt, die aktuell sehr beliebt sind.

10IN2 – MORGEN DARF ICH ESSEN, WAS ICH WILL (ADF)

(empfohlen von Bernhard Ludwig)
Sie kennen vielleicht das legendär-gemeine Schild, das Sie schon mal über einem Tresen haben hängen sehen: »Morgen gibt es Freibier«? Ein Versprechen, das jeden Tag erneuert, jedoch nie eingelöst wird. Ähnlich mutet der Satz »Morgen darf ich essen, was ich will« an. Mit dem Unterschied, dass das Morgen wirklich jeden zweiten Tag eintrifft.
Aus den USA stammend hat das »Alternate Day Fasting« im deutschsprachigen Raum großen Bekanntheitsgrad erlangt.
Vor allem durch die Verbreitung der »Bernhard-Ludwig«-Methode über das sogenannte Seminarkabarett und die Entwicklung des 10in2-Konzepts konnte diese Variante des Intervallfastens Tausende von Menschen dazu bewegen, ihren Ernährungsstil dauerhaft zu ändern und – im Nebeneffekt – auch noch abzunehmen. Der Jo-Jo-Effekt zeigte sich, im

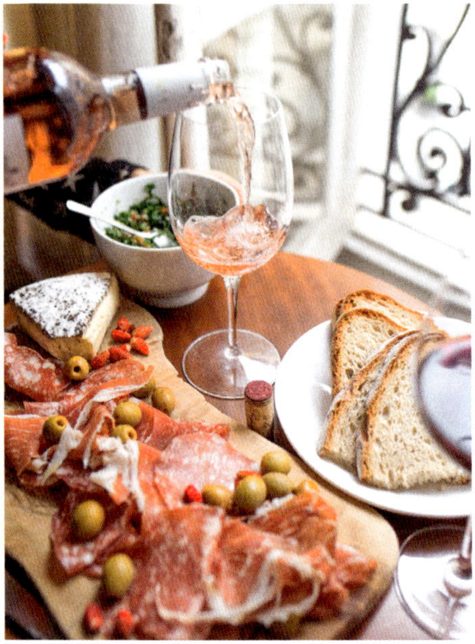

Spermidin steckt auch in vielen gourmet- und genusstauglichen Lebensmitteln und Getränken.

Gegensatz zu den meisten Reduktionsdiäten, hierbei kaum. Und wichtig auch zu wissen: Mit 10in2 gibt es keinen Muskelabbau.

So funktioniert's:

Praktisch bedeutet das jedoch nicht, 24 Stunden essen, 24 Stunden fasten, sondern nach Beendigung des Esstages am Abend:

- Eine Nacht fasten
- einen Tag fasten
- und wieder eine Nacht fasten, bevor wieder das Frühstück (engl.: breakfast = Fastenbrechen) das Fasten unterbricht.

Damit kommt man auf beachtliche 36 Stunden, in denen der Körper regenerieren kann. Da das erschreckend lange klingt, bleibt man jedoch namentlich eher beim 10in2, also dem 1:1-Konzept.

Jokervarianten

In der Bernhard-Ludwig-Original-Variante ist zudem auch am Nicht-Esstag ein Glas Rotwein am Abend erlaubt, was viele Teilnehmer freut, die einen Klaren einer klaren Gemüsebrühe vorziehen.
Jokertage sind, wie bei den allermeisten Intervallfastenmethoden, auch bei 10in2 erlaubt. Wenn es die Gesellschaft oder die Lebenslust einfordern, ist es kein Problem, ab und an solche Cheat Days (engl.: Mogeltage) einzubauen. Etwa in den Weihnachtsfeiertagen. Dabei sollte man sich allerdings an die Spielregeln halten und nicht jeden zweiten Tag cheaten. Schließlich sind nur in einem gezinkten Kartenspiel mehr Joker- als Spielkarten enthalten.

Tausende Follower

Dass die Formel »1 Tag essen, 1 Tag nicht essen« eine Verbesserung der Lebensqualität mit sich brachte, konnten die zahlreichen Studienteilnehmer, die sich durch die seminarkabarettistische Großgruppentherapie dazu inspirieren ließen, am eigenen Leib verspüren. Besserer Schlaf, besseres Wachsein, besserer Sex. Und auch der Blick in den Spiegel zeigte – ohne Waage – eine Verringerung des

DIE INTERFAST-STUDIE

Die Followerzahl von 10in2 mag beeindruckend sein, dennoch handelt es sich hier nur um Erfahrungswerte und die Ansammlung zahlreicher Einzelfälle. Wissenschaftler brauchen aber abgesicherte Daten, um das Offensichtliche auch zu glauben.

2019 wurden vom Grazer Molekularbiologen Frank Madeo und dem Internisten Thomas Pieber die Ergebnisse der Studie INTERFAST veröffentlicht. Dazu hat man 60 gesunde Personen in zwei Gruppen unterteilt und einen Monat beobachtet. Während die einen ihren Lebensstil beibehielten, praktizierten die anderen das alternierende Fasten.

MENSCHEN IM TEST

Im Durchschnitt nahmen die Studienteilnehmer in der Fastengruppe mehr als 3,5 Kilogramm ab. So weit zum Nebeneffekt. Hinzu kamen aber bereits in dieser kurzen Phase eine Verringerung des Blutdrucks, des Cholesterinspiegels und bestimmter Entzündungsparameter im Blut. Ketonkörper waren vermehrt zu finden.

Ein negativer Effekt konnte im Untersuchungszeitraum nicht beobachtet werden. Schließlich war man sich bislang nie sicher, ob durch das Fasten nicht doch wertvolle Vitamine und Spurenelemente verloren gingen, was zu einer erhöhten Infektanfälligkeit oder einer Verringerung der Knochendichte hätte führen können.

WENIGER BAUCHFETT INKLUSIVE

Dass auch das Bauchfett weniger wurde, hat nicht nur optische Auswirkungen. Vielmehr gilt das viszerale Fett, also Fettzellen im Bauchinneren, als besonders problematisch, da hier auch Hormone und Entzündungsstoffe produziert werden. Zum Verständnis: Das ist nicht jenes Fett, das man an Hüfte und Bauch zu sehen bekommt, sondern ein unsichtbarer hormoneller Sprengstoffgürtel im Inneren. Ein vergrößerter Bauchumfang (mit einem handelsüblichen Maßband nachzumessen) lässt aber darauf schließen.

Basierend darauf soll die INTERFAST-2-Studie angeschlossen werden, die die Effekte auf Typ-2-Diabetiker untersuchen soll. Unterm Strich heißt das: gesicherte Ergebnisse, die bereits anfangs erkennbar waren. Man könnte daraus seine Schlüsse ziehen: Natürlich kann man zuwarten. Man kann aber auch ein wenig Mut beweisen und etwas ausprobieren, vor allem, wenn die zu erwartenden Nebenwirkungen überschaubar sind. Denn diejenigen, die von Anfang an dabei waren, profitieren längst von den Vorteilen, die jetzt schwarz auf weiß existieren.

Bauchumfangs. In der Arztpraxis konnten sie sich davon überzeugen, dass auch Blutdruck oder Cholesterinspiegel wieder in den Normalwert gingen. Die 10in2-Community, die mittlerweile vom Gourmet-Koch Erwin Haas über die sozialen Medien betreut wird, umfasst Tausende aktiv praktizierende Follower, die über ihr Intervallfasten berichten.

EIN MODULARES SYSTEM

Womöglich erfreuen sich die Intervallfastenmethoden deshalb so großer Beliebtheit, weil man dabei nicht auf die angenehmen

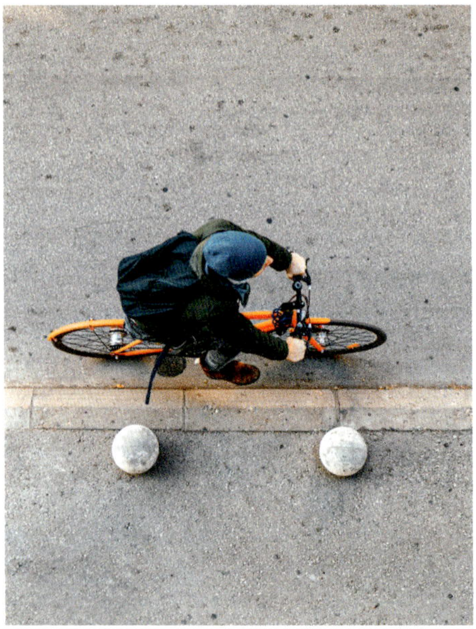

Es muss nicht immer Sport sein, wichtig für den Stoffwechsel ist regelmäßige Bewegung im Alltag.

Seiten des Lebens verzichten muss und trotzdem das Gefühl hat: Ja, ich tue meinem Körper etwas Gutes.
Die zeitliche Einschränkung der Nahrungsaufnahme mag anfangs ein wenig gewöhnungsbedürftig sein, lässt sich aber bewerkstelligen. Geht man davon aus, dass sich die Glykogenspeicher in der Leber bei Frauen bereits nach 12 Stunden (bei Männern rund zwei Stunden danach) entleert haben und sich damit in den Zellen die Autophagie einschaltet, so kommt man mit 24 Stunden Fasten auf eine Menge Stunden Selbstreinigung pro Tag. Nicht viel im Vergleich zu einem zweiwöchigen Heilfasten, aber die Kontinuität macht es aus.

Das Plus (wie immer): Bewegung

Für Einsteiger ist die 16:8-Methode empfehlenswert (ab Seite 49 mehr dazu). Denn da die meisten (und nicht immer diejenigen, die den gesündesten Lebensstil pflegen) ohnehin in der Früh nicht sonderlich hungrig sind, lässt sich das bereits als Ausgangspunkt für eine ausreichende Fastenphase nehmen.
Für die Ungeduldigen: Man kann den Prozess auch ein wenig beschleunigen, meint der deutsche Fastenexperte Dr. Andreas Michalsen. Wem die Phase bis zur nächsten Mahlzeit unerträglich lange vorkommt, der kann seine Glykogenreserven rascher entleeren. Ordentliche Bewegung leert diese Speicher. Der Weg von der Couch zum Kühlschrank ist da zwar schon ein guter Anfang, aber von der

10IN2 IN DER PRAXIS: DER 3-TAGE-TEST

Ob Sie für das 10in2-Elementarerlebnis schon bereit sind, zeigt Ihnen der 3-Tages-Test. Mit dieser einfachen Übung lässt sich beurteilen, ob man den 10in2-Ernährungsstil auch wirkungsvoll in den eigenen Alltag integrieren kann.

Zugegeben: Drei Tage sind geschummelt, es sind vier, denn man benötigt noch einen Vorbereitungstag. Drei klingt aber besser!

Vorbereitungs-Esstag:
Das Vorspiel

- **An diesem Tag** können und sollen Sie, wie üblich, essen und trinken, was Sie wollen. Der einzige Unterschied zu Ihrer gewohnten Ernährung ist dabei, jeden Bissen so gut zu kauen, dass Sie tatsächlich keine festen Speisen zu sich nehmen, sondern nur Breiförmiges schlucken. Entscheidend ist auch, am Vorbereitungsesstag mengenmäßig nicht mehr zu sich zu nehmen, nur weil ein Nicht-Esstag bevorsteht.
- **Sex und Bewegung** stehen wie üblich auf Ihrer Tagesordnung (auch wenn das vielleicht für Sie Weder-Noch bedeutet)
- **Der eigentliche Test** beginnt mit einem »Nuller«, also einem Essfrei-Tag:

Der Essfrei-Tag »0«:
Das Hauptspiel

- **Ihr erster Essfrei-Tag:** Sie nehmen keine feste oder flüssige Nahrung, sondern nur Wasser zu sich. Morgens empfiehlt sich 0,5 Liter heißes oder warmes Wasser. Falls Sie Kaffee oder Tee trinken wollen, dann ungesüßt und ohne Milch (beziehungsweise einen Schuss Mandeldrink)
- **Nur Wasser bedeutet:** Keine Light-Getränke, keine Molke und auch keine Gemüsesäfte. Sie erkennen den Unterscheid meist an der Farbe, am Geschmack oder an der Packung, auf der keine Quelle, sondern eine Kuh oder eine Karotte zu sehen ist.
- **Sollten Sie ein Hungergefühl verspüren**, trinken Sie Wasser und verschaffen Sie sich am besten Bewegung. Gehen Sie spazieren oder machen Sie Sport. Nach auf diese Weise erfolgreichem Muskelcoaching dürften Sie an diesem Tag keinen Hunger haben, da sich Ihre Muskeln ja an Ihrem Körperfett laben können.

Der Esstag »1«

An Ihrem ersten Esstag nach einem Essfrei-Tag ist es wichtig, das Fasten zu brechen. Sie müssen an diesem Tag das Eigenfett-Naschprogramm abbrechen, um zu vermeiden, dass Ihr Sklave im Gehirn auf Spar-

WUNDER 4: GUT GESÄTTIGT NACH DEM FASTEN

- Nach einem Essfrei-Tag nascht der Muskel in der Nacht am eigenen Fett und Sie wachen am Morgen danach satt auf!
- Abends sei bedürfnisgerechtes, sozialkompatibles Trinken gestattet: Ingwertee, heißes Wasser. Eventuell leichter Alkohol wie Bier oder Wein (da ist auch Resveratrol als Herzschutzmittel drin). Man kann das trinken (Bernhard Ludwig) oder auch nicht (Ronny Tekal).

flamme umstellt und den Grundumsatz herunterregelt. So provozieren Sie nur einen Jo-Jo-Effekt und das wollen Sie nicht. Ansonsten können Sie an diesem Tag wie üblich essen und trinken, was Sie wollen.

TESTERGEBNIS

Nach diesen drei Tagen können Sie beurteilen, ob 10in2 für Sie alltagstauglich funktionieren kann. Welche der nachstehenden Behauptungen trifft auf Sie zu?
Sie waren an Ihrem Essfrei-Tag überraschend fit und energiegeladen und hatten am nächsten Morgen keinen Hunger?
Ja ☐ Nein ☐
Sie hatten mehr Lust am Essen und verspürten eine Steigerung Ihres Wohlbefindens?
Ja ☐ Nein ☐

AUSWERTUNG

2-mal Ja: Sie können versuchen, im Lauf der kommenden drei Wochen, diesen Trampelpfad in Ihrem Gehirn auszubauen, indem Sie diese drei Tage immer wiederholen. Sie werden dabei aller Wahrscheinlichkeit nach die Erfahrung machen, dass Ihnen die Essfrei-Tage zunehmend leichter und das Fastenbrechen an Esstagen immer schwerer fallen wird.

1-mal Ja: Warten Sie ein Weilchen und probieren Sie es in ein paar Tagen noch mal. Womöglich stehen die Sterne dann günstiger …

2-mal Nein: Entweder Sie haben sich verrechnet oder das Programm passt einfach nicht zu Ihnen. Aber auch in diesem Fall können Sie es immer wieder mal probieren, denn auch diese 3-Tage-Testphase macht Sie trotz der erlebten Beschwernisse ein Stück weit gesünder. Oder Sie suchen sich eine Methode, die Sie besser in Ihr Leben integrieren können, ohne gleich daran den Spaß zu verlieren. Und wenn es noch keine passende Form gibt, erfinden Sie eine! Die Basics dazu finden Sie in diesem Buch.

»Mit 10in2 gewinnen Sie außerdem Unmengen an Freizeit, in der Sie jede Menge Spaß haben können.«

Bernhard Ludwig

Aktivität nicht ausreichend. Es muss schon eine halbe Stunde Schwitzen sein, um ein Fastenintervall verkürzen zu können. Wohlgemerkt muss der Sport in der Fastenphase erfolgen, damit es funktioniert.

16:8 – DER HIPPE LIFESTYLE

(empfohlen von Ronny Tekal)

Diese Methode hat sich in den vergangenen Jahren am stärksten durchgesetzt. Der Vorteil liegt auf der Hand: Mit ein paar Abstrichen ist sie gut mit dem gewohnten Lebensstil vereinbar. Der Nachteil: Es gibt zwar zahlreiche Hinweise, dass diese Variante ebenso rasche und gute gesundheitliche Vorteile bringt wie das richtige Intervallfasten. Allerdings fehlt noch die passende Studie dazu.

Hirschhausen lässt grüßen

Diese Form des Time-Restricted-Eatings wird von dem Arzt und Moderator Eckart von Hirschhausen propagiert und erreichte als »Hirschhausen-Diät« in Deutschland größere mediale Aufmerksamkeit. Tatsächlich scheint diese Fastenform maßgeschneidert für all jene zu sein, für die Heilfastenkuren zu aufwendig sind, die deshalb aber ein schlechtes Gewissen haben. So schenken sie ihrem Körper eben jeden Tag ein wenig Aufmerksamkeit – und Zeit.

Erbsenzähler, die es lieben, nicht nur Erbsen, sondern auch die verzehrten Kalorien zu zählen, werden erfreut feststellen, dass alleine durch das zeitliche Nahrungsfenster die Kalorienaufnahme reduziert wird. Verkürzt: Man schafft es einfach nicht, in der Zeit so viel zu sich zu nehmen. Natürlich gibt es die Spezialisten, die es zustande bringen, in acht Stunden so viel zu futtern wie andere in 16. Bei den meisten läuft es jedoch auf eine größere Mahlzeit weniger hinaus.

Die 16 Stunden scheinen eine brauchbare Zeitspanne zu sein, um zumindest für ein paar Stunden in den Autophagiemodus zu gelangen. Auch die im Vergleich zum Heilfasten eher kleine Menge an gebildeten Ketonen dürfte auf Dauer zu einem günstigeren Energiestoffwechsel führen. Erste Effekte stellen sich nach wenigen Wochen ein – Blutdruck,

SCHLÜSSELEXPERIMENT

Der US-amerikanische Chronobiologe Satchidananda Panda fütterte zwei Gruppen von Mäusen mit gleicher Kalorien- und Nahrungsmenge. Gruppe 1 hatte rund um die Uhr Zugang zu ihren Fressnäpfen. Der anderen Hälfte wurde eine 16-stündige Essenspause verordnet. Der Grund für die gewählte Zeitspanne war profan, wie Panda erklärt – denn der Doktorand, der die Tiere fütterte, war Vater geworden und bestand darauf, nicht länger als acht Stunden täglich zu arbeiten. Das Schema 16:8 war damit geboren.

16:8 IN DER PRAXIS

Auch wenn diese Intervallfastenmethode denkbar simpel ist, gibt es immer wieder ein paar Unklarheiten. Hier der Versuch einer Hilfestellung.

EIN PAAR FRAGEN ZU DEN ERLAUBTEN GETRÄNKEN:

Wasser?
Erlaubt, in ungesüßter Form. Sonst heißt es Limonade und unterbricht das Fasten.

Kaffee?
Erlaubt. Schwarz sowieso. Milch leider nicht, da die Proteine den Fastenprozess unterbrechen. Anders ist es etwa mit ungesüßtem Mandel- oder Sojadrink, mit denen man den Kaffee etwas aufhellen kann.

Tee?
Erlaubt mit den Einschränkungen, die auch für den Kaffee gelten. Also auch keinen Rum hineingießen!

EIN PAAR FRAGEN ZU DEN ZEITEN:

Ist es egal, welche Mahlzeit man weglässt?
Es gibt bei 16:8 vielleicht einen leichten Vorteil für das Weglassen des Abendessens – Dinner Cancelling –, da der Körper in der Nacht auch eher die natürlichen Reparaturprozesse an seinen Zellen einleiten kann. Ein niedriger Insulinspiegel in der Nacht ist dabei von Vorteil. Aber auch das Weglassen des Frühstücks ist möglich.

Wie lange vor dem Schlafengehen sollte man nichts mehr essen?
Wer seinem Körper aufmerksam zuhört, weiß aus Erfahrung ohnehin, dass es ihm nicht gut bekommt, wenn man kurz nach dem letzten Bissen eines opulenten Abendmahls die Augen schließt.
Das Hormon, das uns in den Schlaf wiegt, ist das Melatonin aus der Zirbeldrüse, das dann ausgeschüttet wird, wenn das Tageslicht schwindet und die Dunkelheit hereinbricht. (Ein Hinweis darauf, dass es für unsere Schlafhygiene nicht allzu günstig ist, abends im Bett noch rasch ein paar E-Mails oder lustige Katzenvideos auf dem hell leuchtenden Smartphone anzusehen). Das Schlafhormon sorgt auch dafür, dass wir nach dem Einschlafen in eine Tiefschlafphase gleiten. Erst dann können die positiven Zellreparatureffekte erfolgen. Somit unterstützt Melatonin die Autophagieprozesse.
Doch nicht nur Licht, auch die Nahrungsaufnahme interagiert mit dem Melatonin.

Daher wird empfohlen, vier Stunden vor und eine Stunde nach dem Schlafen das Essen einzustellen. Für diejenigen, die bereits um 16 Uhr das letzte Mahl zu sich genommen haben, ist das ohnehin kein Problem. Aber auch die Spätesser, die meist auch spät schlafen gehen, können sich diesen Hinweis merken.

Ist 16:8 eine Diät?

Es ist vielmehr der Versuch, dem Körper wieder das zu geben, was er braucht: Pausen.

Wie lange sollte man so etwas machen?

Im optimalen Fall: ein Leben lang.
Da das dann doch überfordernd viel klingt, ein Vorschlag zur Güte: mal ausprobieren, wie es sich anfühlt. Jeder Mensch ist anders und wenn man sich nicht daran gewöhnen kann oder man einen anderen guten Weg zum Erreichen seines individuellen Wohlbefindens gefunden hat, ist es besser, sich nicht vom Diktat der Intervallfaster unter Druck setzen zu lassen.
Schließlich sollten wir mittlerweile wissen, dass sich Empfehlungen zu Gesundheit und Krankheit rascher abwechseln als die Bühnenoutfits von Lady Gaga.
Aber wer sich mit 16:8 auf Anhieb gut fühlt: Nur zu!

Nimmt man mit der Methode ab?

Ja, aber langsam und über Monate, bis man sein Wohlfühlgewicht erreicht hat. Das ist eine physiologische und auch dauerhaft haltbare Maßnahme.
Und nein: Wenn man die Ernährung in den Esszeiten nicht dramatisch umstellt, ist man mitunter enttäuscht, wenn die Kilos nicht purzeln, wie bei der »Super-Hollywood-Anorexie-Speed-Diät«.

Gibt es hier auch Cheat-Days?

Die Cheat Days (engl.: cheat = schummeln) oder Jokertage gehören zu den beliebtesten Teilen jeder Gesundheits- und Abspeckkur. Denn die sogenannten Betrügertage können manchmal lebensrettend sein. Man denke an anstehende gesellschaftlich relevante Anlässe, wie Geburtstage, Galadiners oder ein nicht von Bier und Chips zu trennender Fußballabend vor dem Fernseher.
Auch in diesem Rahmen verfährt man überaus mild mit den Fastenwilligen und gestattet zwei derartige Jokertage die Woche. Ob es sich dabei um das Wochenende, einen Cyber Monday oder den Black Friday handelt, ist einerlei. Dem langfristigen gesundheitlichen positiven Effekt tun diese Tage keinen Abbruch. Und der Fastende bleibt motiviert und bei der Stange, schließlich ist ja im Grunde so gut wie alles erlaubt.

»Auch hier gilt: Einfach ausprobieren und selbst erleben.«

Ronny Tekal

Cholesterin- und Entzündungswerte bessern sich. Man muss also nicht unbedingt abwarten, ob man tatsächlich länger lebt – die Effekte sind auch subjektiv spürbar.

DIE 5:2-VARIANTE

Der britische Medizinjournalist und Moderator Michael Mosley hat die 5:2-Diät (»Fünf Tage essen, zwei Tage fasten«) populär gemacht. An Fastentagen ist klare Suppe mit einem Energiegehalt von 300 bis 500 Kilokalorien erlaubt. Die Methode lehnt sich also ein wenig an das Buchinger-Fasten an. Für die BBC kreierte er 2012 die Dokumentation »Eat, Fast and Live Longer« und schuf damit die Basis für sein Programm.

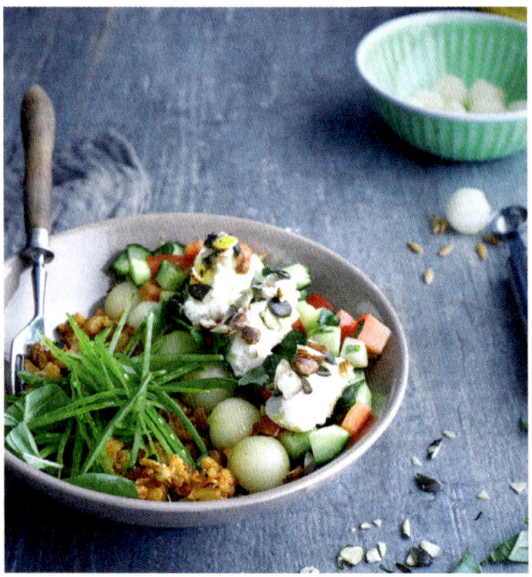

Auch an den 5:2-Fastentagen darf man essen: Frauen 500 kcal und Männer 600 kcal.

Du darfst!

Auch Mosley berücksichtigt das Genussverhalten seiner Klientel und beschränkt das Fasten auf diese zwei Tage in der Woche. Schließlich sei es einfacher, einer Schokolade zu widerstehen, wenn man weiß, dass man sie morgen wieder essen darf. Seine »Fast-Diet« hat vor allem den englischsprachigen Raum im Sturm erobert und erfreut sich dort großer Beliebtheit. Schließlich ist das Konzept denkbar einfach: Man wählt zwei beliebige Tage in der Woche aus, an denen man fastet, die restliche Zeit kann man tun und lassen, was man will. Wenn man auch hier eher lässt als tut, funktioniert die ganze Sache aber besser.

Nachteil: Kalorienzählen

Da Mosley davon berichtet hat, auf diese Weise in drei Monaten neun Kilogramm abgenommen zu haben, wurde die Intervallfastenvariante bald begeistert als simple Möglichkeit zum unkomplizierten Abspecken angenommen.
Im Unterschied zu 10in2, wo Fastentage eben Fastentage sind, beginnt hier allerdings wieder das Kalorienzählen. Denn man kann sich auch bei 500 Kilokalorien einen gehörigen Haufen auf den Teller schaufeln. Insofern ist der Name Diät im Sinne einer Reduktionskost durchaus gerechtfertigt.
Kritiker sehen in dem Abnehmtrend eine weitere sogenannte »Fad- oder Novelty-Diet«, also eine Modeerscheinung, die wie einst das

tätowierte Arschgeweih für eine kurze Zeit »in« ist und rasch wieder verschwindet.
Aus der Sicht der Zellbiologie zeigt sich jedoch, dass ein oder zwei ganze Tage Pause vom Essen die Autophagie auch nachhaltig ankurbeln können.

WARRIOR-DIÄT

Von dem israelischen Künstler und Buchautor Ori Hofmekler stammt die wohl reduzierteste Form des Intervallfastens. Einfach zu merken: Einmal am Tag gibt es was zu essen. Punkt. 2001 hat er die »Warrior-Diät« entwickelt, basierend auf seinen Erfahrungen bei den israelischen Spezialstreitkräften. Denn nicht nur er, sondern auch seine Kameraden, kamen viel besser mit einer einzigen Mahlzeit über die Runden als mit sechs bis sieben kleinen Snacks über den Tag verteilt. Da alle daraufhin energiegeladener, weniger abhängig von den Essenspausen und – nach anfänglicher Umstellungsphase – auch besser gelaunt waren, beschloss Hofmekler nachzuforschen und entdeckte, dass dies der ursprünglichen Lebensweise der Krieger (engl.: warrior) aus vergangenen Zeiten am ehesten entsprach. Die einzige Mahlzeit wird nach vollendetem Tagwerk eingenommen, womit Ori Hofmekler am Dogma des Königs-Frühstücks und Bettler-Abendessens rüttelt.
Unbeabsichtigt hat er damit die Vorteile des Intervallfastens und die Autophagie vorweggenommen. Zum fehlenden Frühstück meint er nur lapidar, dies wäre lediglich die wichtigste Mahlzeit des Tages für Hersteller von Frühstücksflocken.
Da kleine Krieger auch dazwischen Hunger haben können, sind leichte Zwischenmahlzeiten in Form von Eiweißshakes, Beeren, Früchte oder Nussen alle paar Stunden erlaubt. Und vor dem Abendmahl soll – wie es sich für einen echten Warrior gehört – natürlich noch ordentlich trainiert werden.

WUNDER 5: FASTEN GENERIERT FREIZEIT

Was viele Intervallfaster erstaunt, ist, wie viel Zeit sie plötzlich an den Nicht-Esstagen haben. Kein Kochen, kein Einkaufen, kein Abwasch. Im Gegensatz zu komplizierten Kalorienberechnungs-Diäten, wo man sich sorgsam seine Avocados abwiegen oder noch schnell drei Goji-Beeren besorgen muss, ist an einem Fastentag diesbezüglich nicht nur fast nichts zu tun, sondern rein gar nichts. Nützen Sie die Zeit für die schönen Dinge des Lebens.

»Leider machen die meisten Leute eher das, was andere ihnen sagen, anstatt auf ihren Körper zu hören.«

Ori Hofmekler (Krieger)

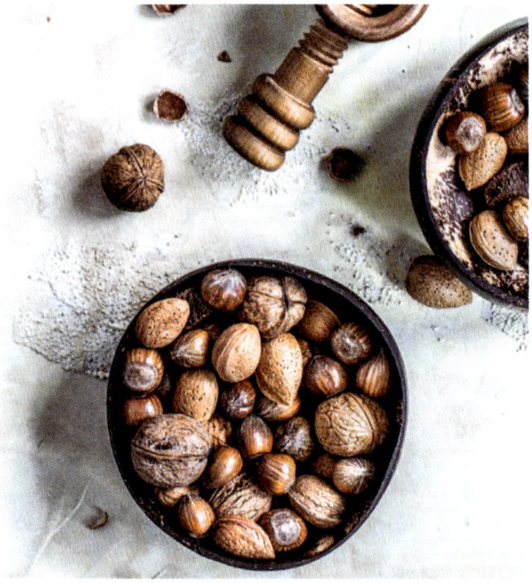

Nüsse sind reich an hochwertigen Fettsäuren und Eiweiß und in der Warrior-Diät zwischendurch erlaubt.

RENEGADE-DIÄT

Von dem US-amerikanischen Bodybuilder Jason Ferruggia wurde diese »Diät der Rebellen« erfunden. Sie enthält Elemente von 16:8, mit ein paar kleinen Modifikationen. Zuerst wird mal 16 (beziehungsweise 20 Stunden) gefastet. Die restliche Zeit ist geteilt in die Undereating-Phase (vier Stunden), in der 15 Prozent, und die Overeating-Phase (vier Stunden), wo 85 Prozent der Tagesmenge konsumiert wird. Industriell verarbeitete Lebensmittel sind tabu, Frühstück wird ausgelassen. Prinzipiell darf so viel gegessen werden, wie reingeht und so viel man möchte, aber dann doch wieder begrenzt. Faustregel: Das Körpergewicht mal 24 ergibt die erlaubte Menge an Kilokalorien. Damit ist man wieder beim Kalorienzählen. Dazu kommt noch ein Workout (Herr Ferruggia ist Fitness-Profi). Ziel ist es, Körperfett ab- und Muskelmasse aufzubauen. Tatsächlich ist Fasten mittlerweile auch in den Muckibuden angekommen. Mahatma Gandhi war gestern, jetzt fastet Dwayne Johnson!

FASTEN-IMITIERENDE DIÄT

Der Weg des Fastens, der inneren Einkehr und der Reinigung mag vielen als Ziel attraktiv erscheinen, zumal es sich von einem Nischenphänomen zu einem Trend gemausert hat und man vielleicht auch zum »Klub der Autophager« gehören möchte. Allerdings entpuppen sich auch einfache Schemata in der Praxis als schwieriger als erwartet.
Da der Mensch besonders erfinderisch ist, wenn es darum geht, es sich etwas bequemer zu machen, hat der US-amerikanische Altersforscher Valter Longo von der Universität Kalifornien die »Fasten-Mimicking-Diet« (Scheinfasten) entwickelt. Eine Kur also, die den Fasteneffekt nachahmt. Dazu muss man nicht ganz so willensstark sein, jedoch ein wenig betuchter. Denn man kann sich eine ausgeklügelt zusammengestellte Tagesration aus einem Nussriegel, einer Kapsel Öl, einer Tütensuppe oder einem Cracker in einer schicken Verpackung zusenden lassen, für wohlfeile 40 Euro pro Tag.
Die fünftägige Fastenmethode setzt statt auf einen kompletten Nahrungsverzicht, der den

Körper in Stress versetzt und zum Abbau von Muskeleiweiß führt, auf ein Konzept, das bereits beim Buchinger-Fasten Anwendung findet. Kleinste Portionen sorgen dafür, dass der Organismus nicht in Panik gerät und trotzdem in den Fastenmodus schaltet.
Es ist durchaus zeitgemäß, sich einmal eine Woche Fasten in hübscher Verpackung und großartigem Setting zu gönnen, statt eine Woche lang täglich eine Latte Macchiato im Coffee-Shop – das wird unterm Strich wahrscheinlich nicht mal viel teurer. Diese urbane Form des Heilfastens funkioniert in den eigenen vier Wänden statt im Kloster oder Wellness-Hotel und punktet mit stylishen Produkten anstatt der selbst gekochten Basensuppe.

KRITIK AM FASTEN

Mancherorts sieht man die Entwicklungen um intermittierendes Fasten kritisch. Die Kritik kommt allerdings von unterschiedlichen Seiten. So pochen Puristen darauf, dass das wahre Fasten lediglich im Heilfasten zu finden ist, im kompletten Verzicht, vielleicht noch mit ein paar Einläufen gespickt. Das hat seine Berechtigung, denn so eine Grundreinigung des Organismus hat überaus positive Effekte auf Körper und Seele. Es lassen sich auch Effekte erzielen, die einer Übersäuerung gegensteuern und zur Entgiftung beitragen, auch wenn die Existenz von Schlacken vielerorts bezweifelt wird. Hier liegt die Kritik vor allem darin begründet, dass man eine gute und etablierte jahrhundertealte Tradition nicht einfach so en passant in den modernen Lifestyle übernehmen und nach Lust und Laune anpassen kann.
Andere kritisieren Interfallfasten als weitere Diätform – und nicht einmal als die beste. Die Deutsche Gesellschaft für Ernährung (DGE) sieht aktuell noch das Heil eher in einer langfristigen Ernährungsumstellung. Schließlich gibt es keine expliziten Richtlinien, was in den Essphasen gegessen werden darf, und so mancher bleibt bei seiner ernährungsphysiologisch fragwürdigen Mischung auf dem Teller.
Doch auch die Ernährungswissenschaft hält die Tradition hoch und möchte nicht vorschnell etablierte Empfehlungen über Bord kippen. Wenn man jahrelang Wasser gepredigt und auch Wasser getrunken hat, ist das nachvollziehbar. Denn nun sollen die propagierten fünf kleinen Mahlzeiten pro Tag zugunsten großer Essenspausen schwinden? Und das Frühstück einfach mal so gestrichen werden? Immerhin haben viele schon daran zu kauen, dass die Ernährungspyramide respektlos gekippt wurde, man Kohlenhydrate verunglimpft hat und Fett plötzlich wieder gesund sein soll.
Insofern ist es verständlich, dass man sich das Ganze mit einer gewissen Skepsis ansieht. Vielleicht entpuppt sich alles ja nur als ein großer, überaus ungesunder Hype – und dann braucht man jemanden, der noch weiß, wie man die gute alte Ernährungspyramide richtig zeichnet.

VON HUNGER UND APPETIT

Der Mensch soll das einzige Lebewesen sein, das in der Lage ist, über sich selbst nachzudenken. Abgesehen von dieser selbstgerechten Definition ist er aber auch, kaum wie ein anderes Lebewesen, in der Lage, sich regelmäßig zu überessen.

Bei einem hedonistischen Hunger, auch als Appetit bezeichnet, soll weniger der Hunger, sondern die Lust gestillt werden. Den Unterschied zu erkennen ist allerdings gar nicht so einfach. Dennoch sind es zwei Paar Schuhe. Hunger macht uns, wie die Tankanzeige im Auto, darauf aufmerksam, dass es an der Zeit ist, Treibstoff nachzufüllen. Der Appetit wird hingegen unbewusst durch einen Auslöser getriggert und sorgt dafür, dass wir an der Tankstelle aus Gewohnheit auch gleich eine Dose Energy-Drink für uns nachtanken. Hierzu ein kleiner persönlicher Exkurs aus Bernhard Ludwigs Familienhistorie:

HISTORISCHES PRIVATEXPERIMENT (NACH DR. LUDWIG)

Dr. Günther Ludwig war Hausarzt im oberösterreichischen Steyr, mit einer Leidenschaft für die Heilkraft der Natur und des Körpers. Da man in den 1970ern viele Erkrankungen mit Medikamenten behandelte, deren Nebenwirkungen gelinde gesagt als »abenteuerlich« bezeichnet werden konnten, setzte er im Gegenzug auf Bewährtes aus der Naturheilkunde wie Bewegung, Autogenes Training, gesunde Ernährung und klassische Kuren nach F. X. Mayr, Sebastian Kneipp & Co.
Auch in jenen längst vergangenen Zeiten waren viele Patienten übergewichtig und entwickelten daraufhin alle möglichen schwer behandelbaren Erkrankungen. Dass man auch noch ungezügelt rauchen konnte, selbst in Schulen, Arztpraxen und Krankenhäusern, war für deren angekratzte Gesundheit zumindest nicht förderlich.
Diäten waren auch damals überaus angesagt und viele adipöse (fettleibige) Patienten wurden auf ärztliches Anraten auf »Diät« oder die verschärfte Variante »strenge Diät« gesetzt, und man verbot ihnen das Rauchen. Den Jo-Jo-Effekt bezeichnete man damals noch nicht als solchen, die Patienten, die nach der verordneten Kalorienreduktion noch dicker wurden, hießen »hoffnungsloser Fall«, begannen aus Frust wieder zu rauchen und fanden sich danach alle im sogenannten »Klub der fetten Raucher« wieder.

DER HUNGER-APPETIT-TEST

Doch warum aßen die Menschen immer mehr, als ihnen guttat? Eine frühe Untersuchung zum Essverhalten (diesmal von Bernhard Ludwig im Jahr 1970) zeigte, dass Appetit und Hunger zwei Paar Schuhe sind.

- Über 80 übergewichtige und schlanke Teilnehmer der Studie wurden aufgefordert, ihre normalen Ernährungsgewohnheiten eine Woche lang weiterzuführen, diese jedoch zu dokumentieren. Bemerkenswert, dass allein diese Maßnahme bereits zu einer Gewichtsreduktion von durchschnittlich 1,5 Kilogramm geführt hat. (Das hat schon fast etwas von Quantenmechanik, nach der alleine die Beobachtung eines Ereignisses das Ereignis beeinflusst).

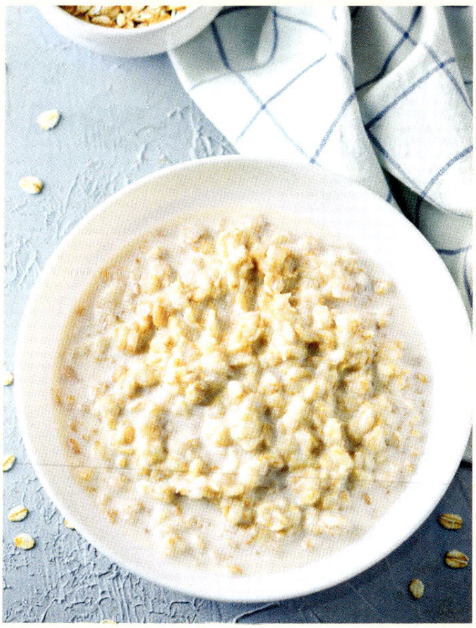

Gemischt mit einem Pflanzendrink bieten Weizenkeime zum Frühstück eine Extraportion Spermidin.

- Die Vorgabe: Die Probanden sollten essen, bis sie »angenehm satt« waren – was auch immer das für einen Mitteleuropäer bedeuten mag.
- Beide Gruppen betrieben in der Untersuchungswoche viel Sport. Im Schnitt nahmen die Übergewichtigen rund 3 300 Kilokalorien täglich zu sich, die schlanken Personen 3 000 Kilokalorien, also zumindest von den in dieser Woche erhobenen Daten gerade mal zehn Prozent mehr.
- In der zweiten Woche wurde gefastet, mit der Einschränkung: »Hungern verboten!«. Verspürten die Teilnehmer ein flaues Gefühl, so durften sie alle etwas essen, das satt machte, jedoch nach nichts schmeckte.

Auf der Suche nach einem passenden Nahrungsmittel für die Fastenzeit stieß man auf das Kousa-Vollweizen-Gel. Das nach dem griechischen Arzt Dr. Argyris Kousa benannte Mittel war seit den 1950er-Jahren als Diätmittel hinlänglich bekannt und warb mit dem Slogan »Schlank werden ist kein Problem … Was Sie dazu brauchen: Etwas Ausdauer und ein Paket Vollweizen-Gel«.

Seine Diät bestand also darin, vorwiegend gekochten Weizen in passierter Form zu sich zu nehmen.

Was weder Dr. Kousa noch Dr. Ludwig zu jener Zeit wissen konnten: Vollweizen ist voller Spermidin! Die erste wissenschaftliche Kombination aus Fasten und Spermidin, zu der es heute zaghafte erste Studien gibt, ist also bereits ein halbes Jahrhundert alt.

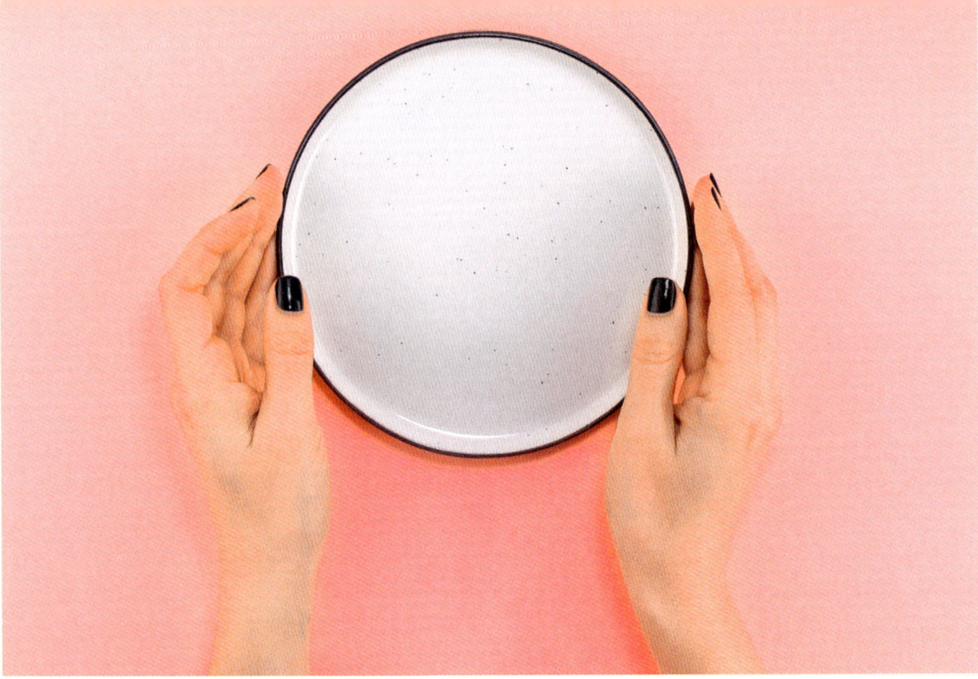

Nebenwirkungen wie schlechte Laune und kalte Hände sind beim Intervallfasten weitgehend unbekannt.

ÜBERRASCHENDE RESULTATE

Erstaunlich die Ergebnisse der Hunger-Appetit-Untersuchung: Griffen die übergewichtigen Probanden auf das mit lauwarmem Wasser angerührte und mäßig wohlschmeckende Vollweizen-Gel zurück, so kamen sie auf deutlich weniger Kalorien. Bevor Sie weiterlesen, überlegen Sie kurz mal, wie unterschiedlich sich die beiden Gruppen verhielten. Und bemühen Sie sich, Ihre Einschätzung überaus großzügig zu fällen. Tatsächlich reduzierten die normalgewichtigen Personen ihre tägliche Energiezufuhr auf 2700 Kilokalorien. Den Übergewichtigen war hingegen die Lust (Hedonismus) auf diese Form des Essens vergangen: Zwischen 200 bis 400 Kilokalorien brachten sie nur noch herunter. Scheinbar war Essen, das keinen Spaß machte, es nicht wert, verzehrt zu werden.

EINLADUNG ZUM SELBSTVERSUCH

Auch wenn diese Daten schon 50 Jahre auf dem Buckel haben und die Ernährungsgewohnheiten der 1970er-Jahre doch etwas anders waren, lassen sich für heute einige wichtige Erkenntnisse gewinnen. Und wer an der Richtigkeit dieses Feldexperiments zweifelt, möge es probieren.

Eine Woche »Hungern verboten«, aber nichts essen, was schmeckt, zum Beispiel getrocknete Dinkel- oder Weizenkeime, mit etwas Wasser zu Brei gerührt. Im schlimmsten Fall hat

ERSATZMAHLZEIT

Da das Vollweizen-Gel, vermutlich aus Mangel an kaufwilligen Personen, heute nicht mehr in den Regalen zu finden ist, sei Ihnen als eine moderne und ganz gut schmeckende Variante ein Brei aus Weizenkeimen und ungesüßter Mandelmilch für diesen Test ans Herz gelegt. Probieren Sie es einfach einmal für eine Woche aus. Eine Bezugsquelle für die Zutaten finden Sie auf **Seite 94**.

man sieben Tage seines Lebens auf die Lieblingsspeise verzichtet, im besten Fall kennt man sich selbst und seine Essgewohnheiten danach etwas besser.

Und man vermag zu unterscheiden: Habe ich Lust auf Essen oder Hunger? Hat man diese beiden Bedürfnisse einmal getrennt voneinander wahrgenommen, kann man bewusst entscheiden, ob man nun etwas wirklich Notwendiges zu sich nimmt, um nicht zu verhungern, oder ob man sich bloß etwas gönnen möchte, weil es einfach geil ist.

Dasselbe gilt für die Arten des intermittierenden Fastens. Testen Sie die Methoden aus. Investieren Sie mal eine Woche und beobachten Sie, wie gut sich die eine oder andere Version in Ihren persönlichen Lebensplan integrieren lässt. Hier gilt, um einen dauerhaften Erfolg zu haben: Nicht das Leben an das Fasten anpassen, sondern das Fasten an das Leben. Denn dann ist auch gewährleistet, dass Sie diese neue Gewohnheit lange Zeit pflegen.

ALLER ANFANG IST SCHWER

Jeder Verzicht ist mit Schmerzen verbunden. Gerade in den ersten Tagen des Fastens rebellieren Körper und Geist gegen die Umstellung. Das liegt daran, dass der Mensch ein Gewohnheitstier ist und auch schlechte Gewohnheiten ungern loslässt. Es wird vom Organismus als Zumutung empfunden, wenn er plötzlich nicht mehr das bekommt, was bislang üblich war. Vor allem der vorenthaltene Zucker kann zu heftigen Protesten im Inneren führen. Noch ist sich der Körper seiner Fähigkeit nicht bewusst, wie hervorragend – und sogar noch besser – er eigentlich mit Entbehrungen umgehen kann.

FASTENKRISE EINKALKULIEREN

Dazu kommt, dass es, wie Fastenexperten meinen, durch den Abbau der Giftstoffe und das Entschlacken in den ersten Tagen des Heilfastens zu einer veritablen Fastenkrise kommt. Kopfschmerzen, Übelkeit, Missgelauntheit sind nur einige Symptome, die im Prinzip einem Entzug nach Drogen- oder Alkoholkonsum nicht ganz unähnlich sind. Beim Intervallfasten entfallen die anfänglichen Kapriolen des Körpers meist. Trotzdem sollte man seinen Lebenspartner, Familie und Freunde darauf vorbereiten, falls man die erste Zeit möglicherweise ein wenig mürrisch auf die Umstellung reagieren sollte.

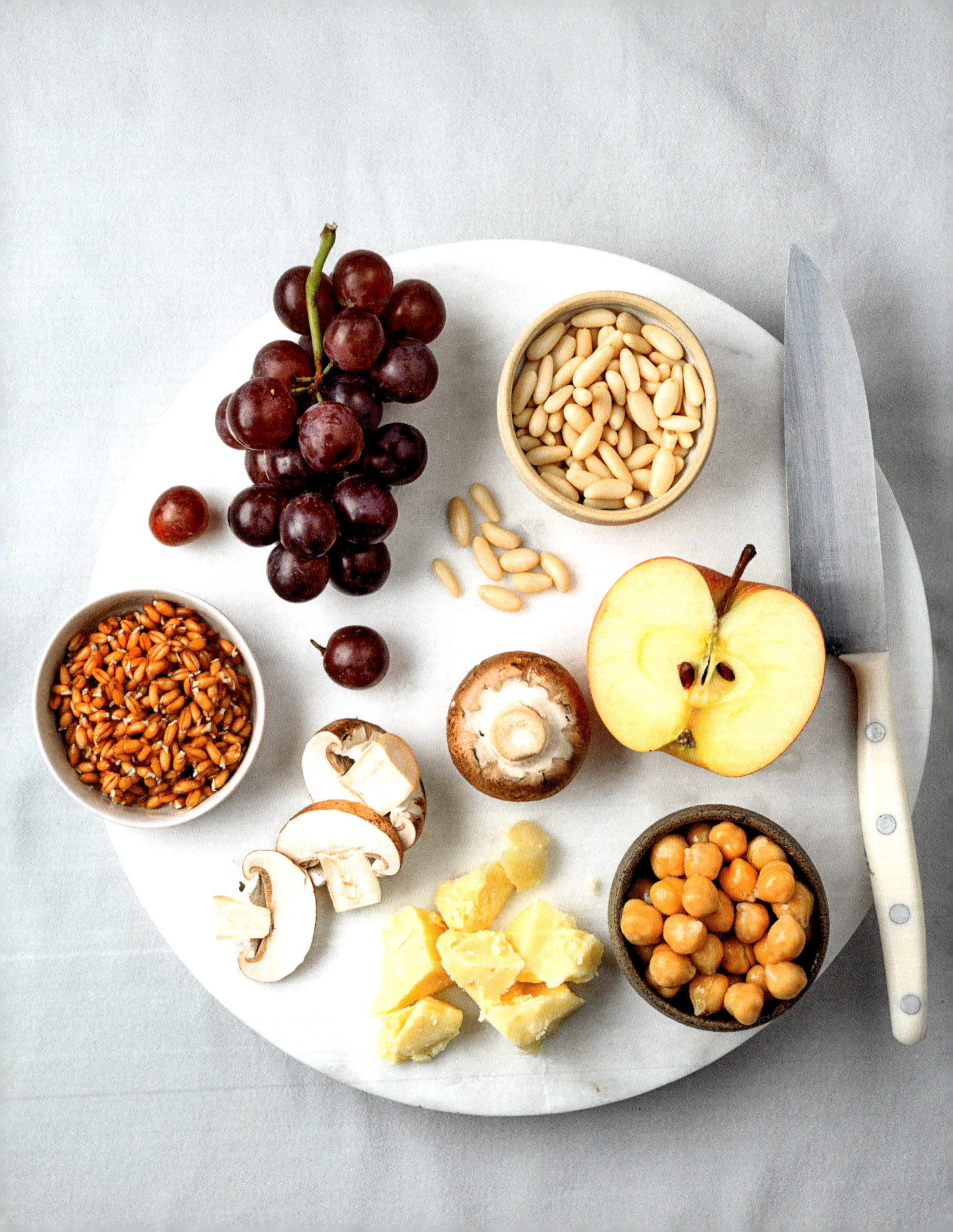

WUNDERSTOFF SPERMIDIN

Der Eiweißstoff mit dem gewöhnungsbedürftigen Namen wirkt in der Zelle genauso wie Fastenpausen. Spermidin regt die Autophagie an und verlangsamt Alterungsprozesse. Das Gute daran: Man kann es essen.

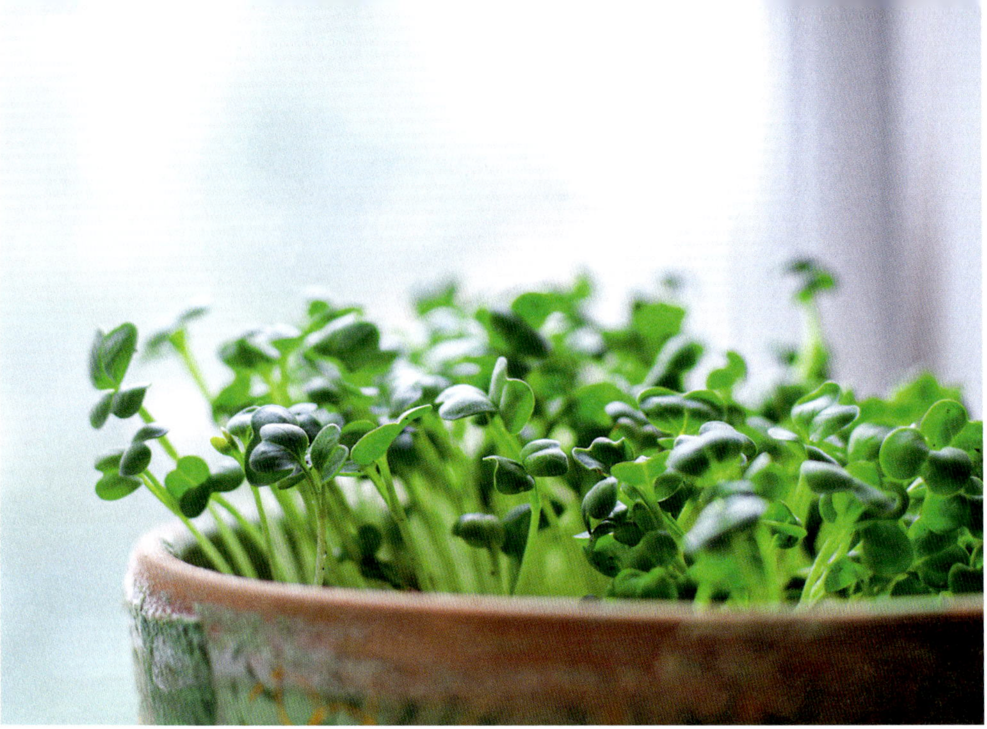

WAS STECKT DAHINTER?

Ist sie es nun oder ist sie es nicht? Die Substanz, auf die die Menschheit seit Jahrtausenden gewartet hat und die als Jungbrunnen von innen das Leben tatsächlich verlängern soll? Glaubt man den jüngsten wissenschaftlichen Erkenntnissen, könnte man diese Frage mit Ja beantworten. Allerdings sollte man hinzufügen, dass die Wissenschaft schon oft danebengelegen hat und dass es in der Geschichte der Menschheit auch schon eine Reihe anderer Substanzen gab, denen man die Fähigkeit zugeschrieben hat, den Tod hinauszuzögern. Alchemisten versuchten, ein Mittel für die ewige Jugend zu brauen. Gold galt etwa im Mittelalter als einer der Favoriten, auch Stierhoden, Knabenblut, Nashornmehl oder Mumienhaut werden im Lauf der Geschichte erwähnt. Goethes Faust wollte einen

Hexentrank zur bequemen Wiedererlangung seiner Jugend, Mephisto schlug ihm indes ein gesundes und enthaltsames Leben vor. Ein kluger Teufel.

AUTOPHAGIE ZUM ESSEN

In letzter Zeit hat Spermidin große mediale Aufmerksamkeit bekommen. Der Grund liegt auf der Hand. Auf den Punkt gebracht: Warum Fasten, wo es doch Spermidin gibt? Tatsächlich ist der Eiweißstoff, der in verschiedenen natürlichen Lebensmitteln vom frischen Weizengras über einige Gemüse- und Obstsorten sowie Käse steckt, in der Lage, im Körper und auf Zellebene dieselben Mechanismen in Gang zu bringen wie der Verzicht auf Nahrung (siehe dazu auch **Seite 26 ff.**). Spermidin betätigt sozusagen den Hebel für die Autophagie – auch dann, wenn man ganz normal weiterisst! Und da dieser Selbstreinigungsmechanismus der Zellen unterm Strich auch zu einer echten Verlängerung der Lebenszeit führt – zumindest im Laborversuch – scheinen die Forscher damit tatsächlich den »Stoff der Jugend« gefunden zu haben.

Liebling der Molekularbiologen

Die Faszination dieses Jungzelleneffektes beschreibt der Grazer Molekularbiologe Slaven Stekovic in überaus blumigen Worten: »Unter dem Mikroskop zeigt sich das kleine Naturschauspiel ganz genau. Gibt man Spermidin auf eine Zelle, setzt sofort geschäftiges Treiben ein. Es bilden sich die unzähligen kleinen Müllsäcke, in denen der Schrott eingesammelt und in einer Art zellulärem Magen verdaut wird.« (Siehe auch **Seite 28**)
Was will man mehr?

Doch warum dieser Name?

Zugegeben, ein wenig peinlich klingt es schon. Wenn schon eine Jungbrunnen-Substanz, hätte man sich doch eher Namen gewünscht wie Nektar, Ambrosia oder vielleicht

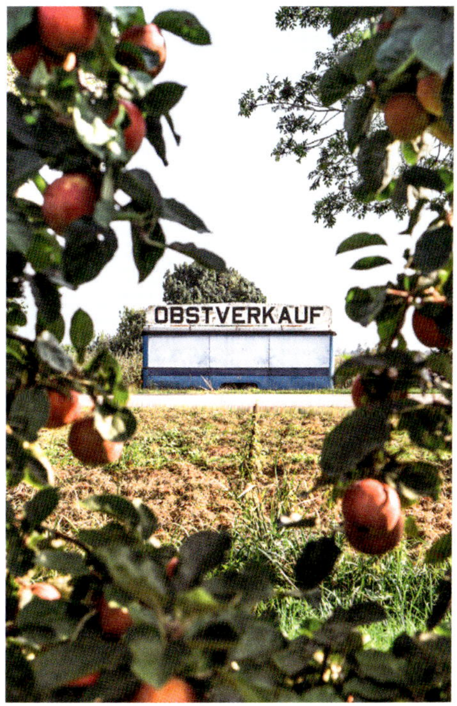

Ein Apfel am Tag wirkt nicht nur präventiv gegen Arztbesuche, er liefert auch Spermidin: 350 mg pro Kilo.

göttliches Engelswunderkraut und nicht eine Bezeichnung, die so manchem Menschen ein schmutziges Grinsen ins Gesicht zaubert. Vielleicht wäre es daher besser, die chemischen Bezeichnungen N-(3-Aminopropyl-) butan-1,4-diamin zu verwenden. Möglicherweise hätte dies der Substanz dann zu mehr Ansehen, aber deutlich weniger Aufsehen verholfen. Denn die beim bloßen Lesen oder Hören sofort entstehende Assoziation mit der männlichen Samenflüssigkeit hat dafür gesorgt, dass die Medien überaus bereitwillig darüber berichtet haben. Es ist ganz einfach eine gute Story, wenn so etwas tatsächlich der lang gesuchte Jungbrunnen sein soll. Was mitunter als Hemmschuh für die seriöse Vermarktung der Substanz gelten mag, ist ein Glücksfall für die Presse. Denn eine Schlagzeile wie »Spermidin ist in aller Munde« kann die Auflage von Gesundheitszeitschriften und -magazinen in ungeahnte Höhen schnellen lassen.

BIOCHEMISCH GESEHEN

Spermidin zählt zu den biogenen Polyaminen. Sie stammen von Aminosäuren ab und sind in der Lage, mit Zellbestandteilen zu interagieren. Die Hauptfunktion von Spermidin ist die Unterstützung von wachsenden Zellen bei der Produktion von Nukleinsäuren und Eiweiß. Es gilt (zurzeit) als einzige Substanz, die gesichert die Autophagie in Gang setzt. Mehr als 100 internationale universitäre Forschungsinstitute beschäftigen sich derzeit mit diesem Eiweiß. Damit gehört es – trotz der relativ kurzen Zeit, in der man sich wissenschaftlich damit auseinandersetzt – zu den am besten untersuchten Stoffen.

HISTORISCHE ZUSAMMENHÄNGE

Fakt ist nun mal, dass die Substanz erstmals in Sperma gefunden wurde. Ideen, sich in dieser Form mit Spermidin zu versorgen, sind nicht neu (siehe **Seite 65**). Und so manch selbstbewusster männlicher Narziss hat nun ein weiteres Argument, warum sein Sperma so wertvoll sei, dass man keinen Tropfen vergeuden solle, und überlegt nunmehr, mit entsprechender Abfüllung ein Anti-Aging-Start-up zu gründen.

Als kleine weißen Kristalle findet sich Spermidin in der trüben Samenflüssigkeit. Da es stark basisch ist, nahm man an, dass es zur Neutralisierung des sauren Scheidenmilieus und damit dem Schutz der Samenfäden zum Zweck der Fortpflanzung dient. Mittlerweile geht man davon aus, dass die Substanz ein wahrer Jungbrunnen für die Spermien beziehungsweise das Erbmaterial des Mannes sein dürfte. Nicht zuletzt soll das Spermidin dafür verantwortlich zeichnen, dass auch Männer im fortgeschrittenen Alter noch junge, dynamische Samenzellen hervorbringen.

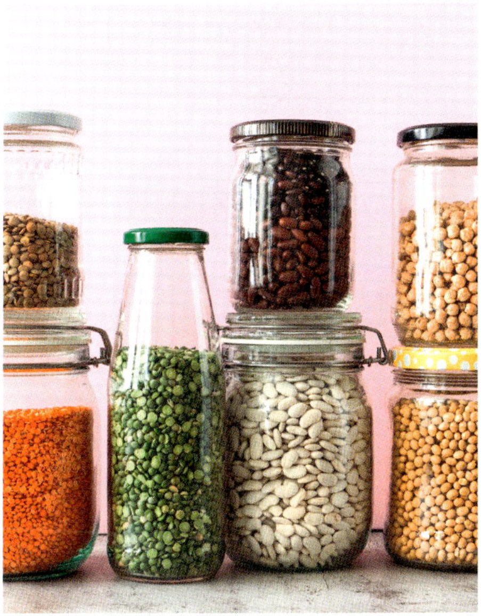

Hülsenfrüchte sind prima Spermidinquellen. Am besten schneiden Sojabohnen (auch im Tofu!) ab.

Ja, das ist natürlich Thema, wenn man Spermidin als Jungbrunnen erwähnt, und in den einschlägigen Internetforen wird heftig diskutiert, ob man im Zuge von Geschlechtsverkehr den Spermidingehalt des Partners nicht boostern kann. Eine zugegebenermaßen überaus kostengünstige Quelle, die allerdings nicht unbedingt jedermanns oder jederfraus Sache ist.

ES GEHT AUCH ANDERS

Ein wenig muss man aber hier die Kirche im Dorf lassen, die aber vermutlich ohnehin nicht sonderlich gerne darüber spricht. Denn der Spermidingehalt im Sperma ist zwar innerhalb des Körpers hoch, im Vergleich zu einer Fuhre Weizenkeime auf dem Müsli aber wiederum verschwindend gering.
Unterm Strich wird die Nahrungsergänzung über den Sexualakt also nicht viel bringen. Die Tätigkeit an sich ist allerdings sehr wohl gesundheitsfördernd.
Im Gegensatz zum Fasten nimmt man jedoch durch die Einnahme von Spermidinhaltigem nicht ab. Es zeigen sich aber die günstigen Effekte auf den Stoffwechsel, auf Herzgesundheit, Gedächtnis- und Lernfähigkeit. Spermidin dürfte nicht nur die Autophagie in Gang bringen, sondern auch eine wichtige Rolle bei der Hemmung von Entzündungsprozessen spielen. Bei Verletzungen oder Infektionen wirkt es hemmend auf die Körperabwehr und beruhigt die aufgebrachte, entzündliche Stimmung vor Ort. Damit wird auch gesundes Gewebe vor möglicher Zerstörung bewahrt.

Was ist ein Polyamin?

Chemisch betrachtet, handelt es sich bei den Polyaminen um organische Verbindungen, die mehrere Aminogruppen (griech.: poly =

»Spermidin gilt als aussichtsreichster Kandidat im Rennen um die beste Anti-Aging-Substanz.«

Ronny Tekal

viel) enthalten. In der Industrie werden sie unter anderem als Härtungsmittel für Epoxidharze verwendet. Ihr natürliches Pendant sind die sogenannten biogenen Amine, niedermolekulare organische Basen, die bei allen normalen Vorgängen in den Zellen durch den Umbau von Aminosäuren entstehen.

BEISPIEL: HISTAMIN

Ein bekanntes biogenes Amin ist etwa Histamin. Jene Substanz, die als Entzündungs-Botenstoff bei vielen Menschen zu den überaus unangenehmen allergischen Symptomen wie Hautrötung, Jucken oder Schwellungen führen kann. In manchen Lebensmitteln ist Histamin in größerer Menge enthalten etwa in Wein oder Käse beziehungsweise generell in Speisen, die Fermentations- oder Gärungsprozesse durchlaufen haben. Manche Personen sind nicht in der Lage, große Mengen an Histamin ordentlich im Darm abzubauen. Beim Verzehr kann es dann zu unangenehmem Brennen, Schwitzen oder Ausschlägen kommen (Histamin-Intoleranz).

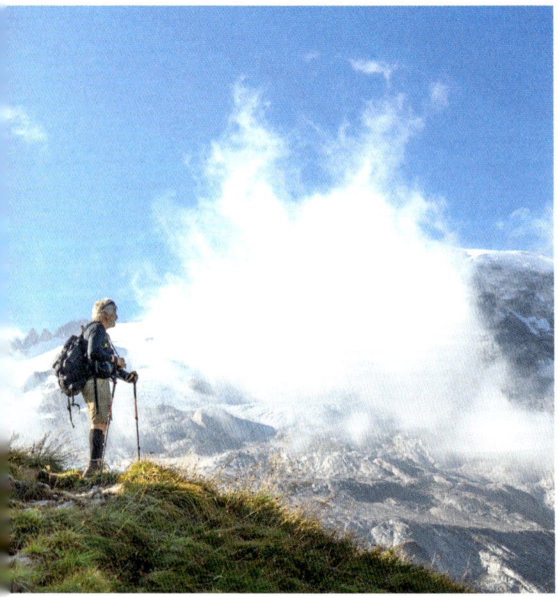

Seine natürliche Spermidinreserve kann man bis ins Alter auch durch regelmäßige Bewegung schützen.

SPERMIDIN IM KÖRPER

Im Menschen ist Spermidin nicht nur in der Samenflüssigkeit, sondern – in verschiedenen Konzentrationen – in jeder Zelle des Körpers zu finden. Als Schutzsubstanz kurbelt es vor Ort die Autophagie, also die Selbstreinigungsmechanismen der Zelle an. Alte beziehungsweise beschädigte oder falsch gefaltete Proteine werden so abgebaut und entsorgt. Die Zelle bleibt jung und gesund. Dabei schwankt die Menge des vorhandenen Spermidins beträchtlich: Immer dann, wenn der Körper wächst, er einer besonders großen Belastung ausgesetzt ist oder etwas zu reparieren ist, kommt es zu einem Anstieg der Spermidinkonzentration. So finden sich bei Kindern im Wachstum oder bei Schwangeren erhöhte Werte. Müssen im Rahmen intensiver sportlicher Betätigung Muskelgewebe regeneriert oder mehr rote Blutkörperchen produziert werden, liegt der Spermidinwert ebenfalls höher als normal.

Sollte man schon ein wenig älter an Jahren sein und sich die hauseigenen Spermidintöpfe langsam leeren, so weiß man jetzt zumindest, was man tun kann: Viel Sport machen – oder schwanger werden. Für alle anderen besteht die Möglichkeit, sich Spermidin über die Ernährung zuzuführen.

Folgen von Spermidinmangel

Im Laufe des Lebens gehen bekanntlich einige gute Funktionen des Körpers langsam flöten. Dazu gehören Augen, Ohren, Hüften, Knie, der Penis, die Haut, die hormonellen Drüsen oder das Gedächtnis – überall müssen wir zwangsläufig Einbußen hinnehmen. Einzig die Ohrmuscheln und die Prostata werden bei Männern größer. Aber wer will das schon? Auch der Gehalt an Spermidin nimmt im Lauf des Lebens ab. Die Autophagie verliert damit an Effizienz und – wie bei einem Streik der Müllabfuhr in Neapel – stapeln sich die Abfallbeutel in den Zellen. Krebs, Demenz, Diabetes oder Atherosklerose können die unliebsamen Folgen sein.

Den Nachschub sichern

In allen anderen Fällen kann man jedoch dem natürlichen Abbau dieser Substanz entgegensteuern und dem Körper ein wenig unter die Arme greifen, indem man mit einer spermidinreichen Kost den Additivtank für die Autophagie ganz einfach wieder auffüllt. Genussrezepte zum Probieren finden Sie ab Seite 86.

Spermidin in der Kapsel

Es ist bemerkenswert, dass sich Spermidin derart machtvoll einen Platz in der wissenschaftlichen Community der Altersforscher erkämpft hat. Handelt es sich dabei doch um einen Stoff, der sich ganz und gar nicht dazu eignet, die Aktionäre eines pharmazeutischen Großriesen zufriedenzustellen. Denn als Nahrungsergänzungsmittel in Kapseln abgepackt – in dieser Form kann man Spermidin auch zu sich nehmen – rangiert die Substanz in einem Segment, das bezüglich der Kosten unter der pharmaindustriellen Wahrnehmungsschwelle liegt. Hinzu kommt, dass sich ein jeder, mit entsprechend kombinierten Mahlzeiten, seine Spermidindosis in der Küche selbst zusammenbasteln kann. Ein Umstand, der es den vielfach drittfinanzierten universitären Forschungseinrichtungen schwierig macht: Das Interesse der Industrie ist enden wollend.

UND ES BOOMT ...

Und dennoch ist um das biogene Amin ein regelrechter Boom ausgebrochen. Spätestens seit der Vergabe des Nobelpreises für die Erkenntnisse um die Autophagie ist Spermidin in den Laboratorien salonfähig geworden. So werden etwa in der Alzheimer-Forschung neben Studien mit sündteuren neuen, gentechnologisch hergestellten Präparaten auch Untersuchungen mit simplem Spermidin durchgeführt. Allein das kann man getrost als kleine wissenschaftliche Sensation werten.

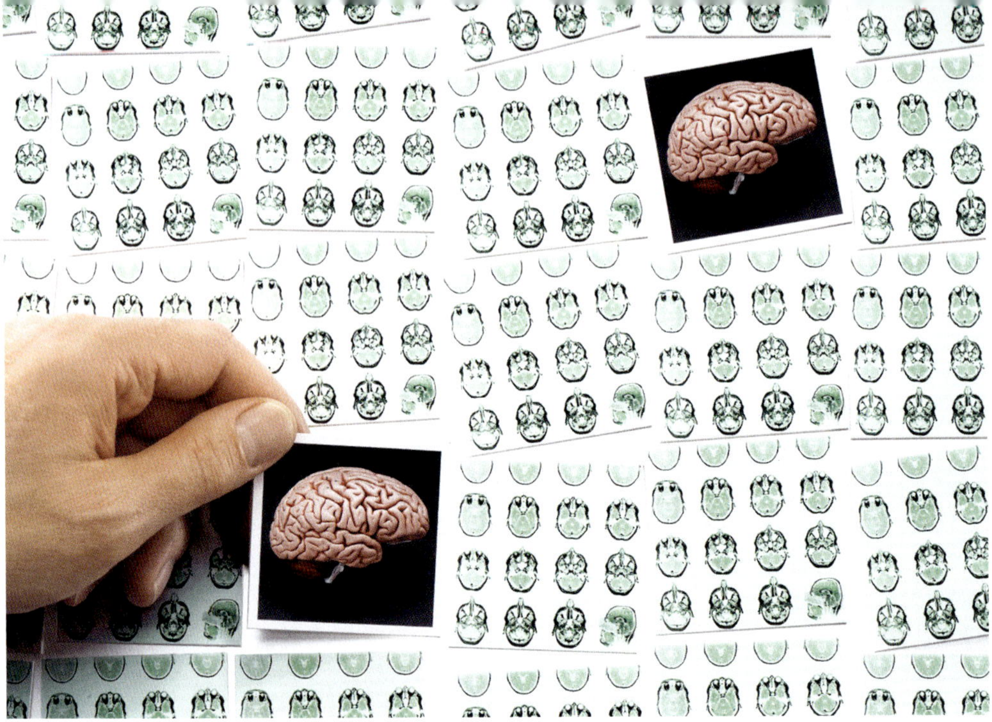

WARUM SOLL SPERMIDIN WUNDER WIRKEN?

Wir werden immer älter, überleben dank des medizinischen Fortschritts mittlerweile eine ganze Reihe von Infektionskrankheiten, sterben hierzulande weder an der Pest noch an Pocken. Damit ist uns ein deutlich längeres Leben beschieden als unseren Ahnen. Der Preis, den wir dafür zahlen müssen, ist jedoch der, dass wir nun den altersbedingten Verfall und die angehäuften Funktionsstörungen, die sich bei einem länger in Gebrauch befindlichen Körper nun mal einstellen, auch erleben, und das ist mitunter nicht so lustig.

GESUNDHEITSVERSTÄRKER

Denn mit zunehmenden Kilometern auf dem Tacho beginnen nicht nur die Leitungen zu verkalken, sondern es schleichen sich auch zunehmend Fehler ein. Damit gehören Herz- und Kreislauferkrankungen wie auch Krebs nicht nur zu den häufigsten Leiden in den Industrieländern, sie führen auch die Todesursachenstatistik an. Auch wenn Haiattacken, Schlangenbisse oder Ebola bedrohlicher wirken: Vor einem Bluthochdruck, gepaart mit Diabetes, sollte man in den Industrienationen deutlich mehr Respekt haben.

Da man davon ausgeht, dass man die Zellalterung durch ein Auffüllen der Spermidintöpfe stoppen kann, scheint das biogene Amin das Mittel der Wahl zu sein, wenn es um eine effektive Krankheitsprophylaxe geht. Was bringt Spermidin nachweislich nun im Einzelnen?

GUT FÜR DAS GEDÄCHTNIS

Kann man sich durch kluges Essverhalten tatsächlich auch klug essen? Forschungen an der Karl-Franzens-Universität in Graz, der Freien Universität in Berlin und der Georg-August-Universität in Göttingen unterstützen diese These. 2013 verkündete die Forschergruppe stolz, dass »der altersabhängige Rückgang der Erinnerungsfähigkeit durch die Verabreichung der natürlichen Substanz Spermidin gestoppt werden kann«. Schließlich stehen verklumpte Proteine, die sich in Gehirnen von Senioren anreichern, in Verdacht, eine altersabhängige Demenz auszulösen. Naheliegend, dass eine Verstärkung der Autophagie hier von Vorteil sein könnte.

Die Untersuchungen haben tatsächlich gezeigt, dass Spermidin den Verfall von Nervenzellen verlangsamt und damit ein fortschreitender Gedächtnisverlust abgemildert werden kann. Eine durchaus positive Botschaft, mit einem kleinen Schönheitsfehler: Bislang nachgewiesen wurde das lediglich bei Fruchtfliegen!

Was der Fliege nützt …

Auch wenn kaum vorstellbar ist, dass diese Insekten in ihren wenigen Lebenswochen tatsächlich eine Altersdemenz entwickeln sollten, sind die Forscher zuversichtlich, mit dieser Drosophila melanogaster, die so hartnäckig die Obstschale in der Küche umschwirrt, ein übertragbares Modell für den Menschen gefunden zu haben. Denn die schwindende Anzahl von Synapsen ist bei Fliege und Mensch gleichermaßen ein Zeichen einer neurodegenerativen Erkrankung und damit einer Demenz. Bekam die Drosophila spermidinreiche Kost, so konnte der Gedächtnisverfall verlangsamt werden und die Fruchtfliege war in der Lage, bis ins hohe Alter Sudokus zu lösen …

… hilft auch dem Menschen

Tatsächlich lässt sich die Intelligenz von Fruchtfliegen, oder zumindest deren Alltagsschläue, mit einfachen kognitiven Tests bestimmen. Zuerst werden sie mit zwei Lieblingsfruchtdüften zu verschiedenen Orten gelockt, jedoch nur an einem von ihnen gibt

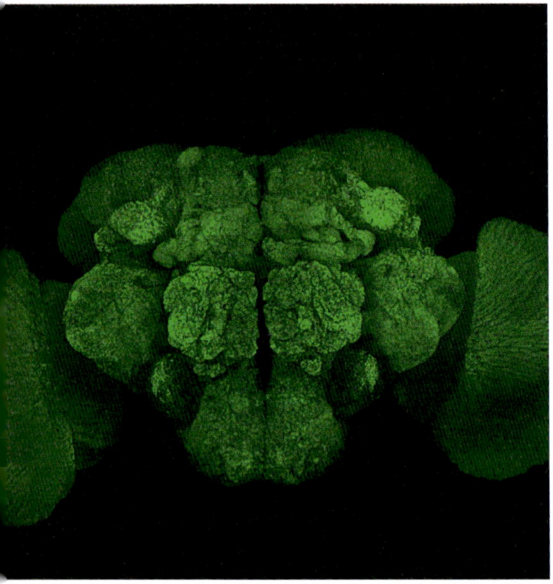

Wissenschaftler können in Drosophila-Gehirnen unter dem Mikroskop Synapsen bei der Arbeit zusehen.

es auch eine Zuckerlösung als Belohnung. Mit dieser Form klassischer Konditionierung lassen sich die Fliegen »dressieren« und man erkennt auch, ob sie imstande sind, sich den Zusammenhang zwischen Duft und Belohnung zu merken. Denn mit dem Alter zeigen auch die Fruchtfliegen Demenzerscheinungen und finden seltener zur Zuckerlösung. Ob das nun tatsächlich am Gedächtnisschwund oder an einer gewissen Starrköpfigkeit im Alter liegt, weil man das schon immer so gemacht hat, ist nicht zu klären. Bei der Zugabe von Spermidin in der Nahrung bleiben die kleinen Insekten jedoch bis ins hohe Fruchtfliegenalter geistig rege. Völlig begeistert von diesen Ergebnissen machten sich Wissenschaftler nun daran, Daten aus Humanstudien zu gewinnen.

SCHÖN FÜR DIE HAUT

2015 hat die britische Beauty-Bloggerin Tracy Kiss für Aufsehen im Netz gesorgt, als sie die hautverjüngende Wirkung von Spermidin in Reinform, besser gesagt von Sperma, bewarb. Von Rosacea geplagt, einer der Akne

SMARTAGE-STUDIE

Eine der ersten derartigen Untersuchungen umfasste 30 Personen im fortgeschrittenen Alter mit Demenzrisiko. In der 2017 begonnenen SmartAge-Studie an der Berliner Charité wurde den Probanden über zwölf Monate hinweg eine polyaminreiche Kost auf der Basis von Pflanzenextrakt gegeben. Die tägliche Gabe des spermidinreichen Weizenkeim-Supplements konnte schon nach drei Monaten eine merkliche Verbesserung der Erinnerungsfähigkeit hervorrufen.
Nach den Daten dieser Pilotstudie scheint eine Spermidin-Supplementierung für ältere Menschen durchaus sinnvoll, zumindest für solche, deren Gedächtnisleistung nachlässt.

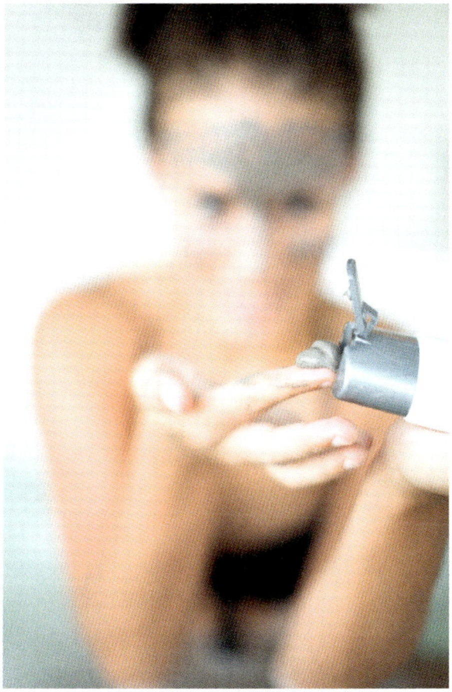

Spermidin lässt den Teint das Runzeln vergessen, mindestens so gut wie eine Maske …

ähnlichen entzündlichen Hauterkrankung, hatte sie einen Freund gebeten, als »Samenspender« zu fungieren, um die geplagte Gesichtshaut behandeln zu können. Der brave Mann tat, wie ihm geheißen, und lieferte die Ware prompt in einem Plastikbehälter eines chinesischen Fast-Food-Takeaway-Shops. Das Ganze quasi regional, saisonal und bio, ohne Chemikalien, allerdings nur, solange der Produzent keine Medikamente eingenommen und sich halbwegs gesund ernährt hat.

Dem Wunsch der Konsumenten nachkommend setzt die Kosmetikindustrie schon seit einiger Zeit auf natürliche Stoffe. Neben Harnstoff als Feuchtigkeitsspender oder körpereigenem Fett, das zur Unterspritzung von Falten genutzt wird, findet sich nun also auch Sperma zum Glätten der Haut – angeblich wirkt es 30-mal stärker als das Hautschutzvitamin E. Erste – wissenschaftlich auch haltbare – Studien zu Spermidineffekten auf die Haut sind gerade am Laufen.

SPERMIDIN BEI KREBS

Was die Wirkung von Fasten bei Krebs bewirkt, so bewegt man sich auf dünnem Eis, beziehungsweise auf überaus dünner Datenlage. Zumal es nicht vertretbar ist, Patienten, die aufgrund einer Krebserkrankung kachektisch und anämisch, also stark abgemagert und blutarm sind, für eine Studie die Energiezufuhr zu reduzieren.

»Fasten ist der Super-Gau für die Krebszelle.«
Valter Longo (Altersforscher)

Dennoch gibt es diesbezügliche Untersuchungen, die zeigen, dass Fasten während einer Chemotherapie die unangenehmen Nebenwirkungen vermindern kann. Auch in

Bezug auf das Tumorwachstum scheint es einen Effekt zu haben.
Möglicherweise bietet Spermidin hier einen gangbaren Kompromiss. Schließlich schaltet es den Autophagieprozess in den Körperzellen ein. Die Zufuhr durch eine einfache Anpassung des Ernährungsplans bei einer bestehenden Krebserkrankung zu steigern, kann Bedenken zerstreuen. Das kann unter Umständen auch in Form eines Nahrungsergänzungsmittels geschehen. Diesbezügliche Studien sind derzeit am Laufen.

LÄNGER BESSER LEBEN

Viele Lebensstilveränderungen und gesunde Nahrungsmittel zielen darauf ab, dass wir möglichst gesünder älter werden. Ob man damit aber auch tatsächlich älter wird, lässt sich nicht sicher beantworten.
Mit der Autophagie scheint nun erstmals jener Prozess entschlüsselt worden zu sein, der eine echte Lebenszeitverlängerung nach sich zieht. Bereits im Jahr 2013 konnte festgestellt werden, dass sich die Lebenserwartung nicht nur von menschlichen Zellen und Hefepilzen in der Petrischale verlängert: Es konnten auch Schäden an Eiweißstrukturen innerhalb der Zellen von Würmern, Fruchtfliegen oder Mäusen reduziert werden.
Und auch die gestiegene Lebenserwartung der kleinen Fliegen, die in der Küche umherschwirren – sie sind der lebende Beweis für die verjüngende Wirkung von Spermidin.

ANTI-AGING AB SOFORT

Einige der forschenden Molekularbiologen gehen davon aus, dass man aufgrund dieser Beobachtungen auch das menschliche Leben um bis zu fünf Jahre verlängern könnte. Zum einen kann dies durch regelmäßige Fastenzeiten und durch die Zufuhr von Substanzen wie Spermidin geschehen.
Wissenschaftlich absichernde Untersuchungen an Menschen in ihrem natürlichen Umfeld dazu sind aber schwierig. Denn eigentlich bräuchte es hier die wissenschaftliche Königsdisziplin, sogenannte randomisierte, doppelblinde Interventionsstudien. Dazu müsste man einer Personengruppe über Jahre Spermidin verabreichen, der Kontrollgruppe jedoch nur Placebos. Weder Wissenschaftler noch Proband dürften wissen, welches Mittel verabreicht wird. Und am Ende rechnet man nach, wer länger überlebt hat. Das tut sich kein Forscher an, der auch seine Familie ernähren möchte.
Allein die Geduld, auf die Gewissheit zu warten, ob man nun statt hundert 105 Jahre alt wird, besitzen die wenigsten. Angesichts fehlender Nebenwirkungen einer spermidinreichen Kost kann man aber auch beim Warten nichts grob verkehrt machen. Und so kommt man mitunter schon bald in den Genuss der positiven Wirkungen. Wie heißt es so schön:

»Statt dem Leben mehr Tage,
den Tagen mehr Leben geben.«

DIE STUDIENLAGE

Hefezellen, Fruchtfliegen und Mäuse mögen Forscher im Labor zufriedenstellen. Doch die Übertragbarkeit der Studiendaten auf die Menschen ist, wie schon öfter in diesem Buch angeschnitten, nicht ganz so einfach.

Tatsächlich zeigen erste epidemiologische Untersuchungen auch einen lebensverlängernden Effekt von Spermidin in Menschen. 2018 wurden Ergebnisse der Bruneck-Studie der Universitätsklinik Innsbruck veröffentlicht. Die Südtiroler Stadt Bruneck, mit ihren 15 000 Einwohnern, liefert seit dem Jahr 1990 die Daten für die weltweit am zweitlängsten laufende Populationsstudie hinsichtlich des Lebens, des Vorkommens von Krankheiten und des Sterbens.

ERKENNTNISPOOL

Eine Subgruppenanalyse konnte zeigen, dass Probanden, die mindestens 80 Mikromol Spermidin über die Nahrung zu sich nahmen (über Vollkornprodukte, Äpfel, Birnen, Salat, Kohlsprossen oder Kartoffeln) einen Überlebensvorteil von rund fünf Jahren hatten. Gewagte Aussagen, die auf Diätfragebögen von rund 800 Personen basieren, doch immerhin hat man sich die Daten ein Vierteljahrhundert lange angesehen. Alleine die Interpretation macht das Ergebnis: Denn ob es tatsächlich das Spermidin war oder generell der gesündere Lebensstil jener Personen, die sich spermidinreich ernährten, lässt sich derart nicht beantworten.

GEGENSTIMMEN

Auch das Cochrane-Institut ist skeptisch und bewertet Spermidin in Bezug auf seinen Anti-Aging-Effekt als nicht ausreichend belegt. »Wissenschaftliche Beweise fehlen«, lautet das kryptische Urteil. Verständlich, denn um das tatsächlich belegen zu können, müsste man viele Jahre warten und überaus aufwendige Studiendesigns entwickeln.
Um letztlich wirklich einen Effekt nachweisen zu können, sind zudem sogenannte Interventionsstudien nötig. Diese sind tatsächlich in der Lage zu zeigen, ob es signifikante Unterschiede zwischen einer Spermidin- und einer Kontrollgruppe gibt. Ein paar erste solcher Untersuchungen sind mittlerweile am Laufen. Dazu gehört auch die SmartAge-Studie der Berliner Charité zum Demenzrisiko (siehe **Seite 70**), in der der Effekt von Spermidin aus Pflanzenextrakt auf die kognitive Fähigkeit untersucht wurde, um zu sehen, ob sich ein altersbedingter Gedächtnisschwund aufhalten lässt.

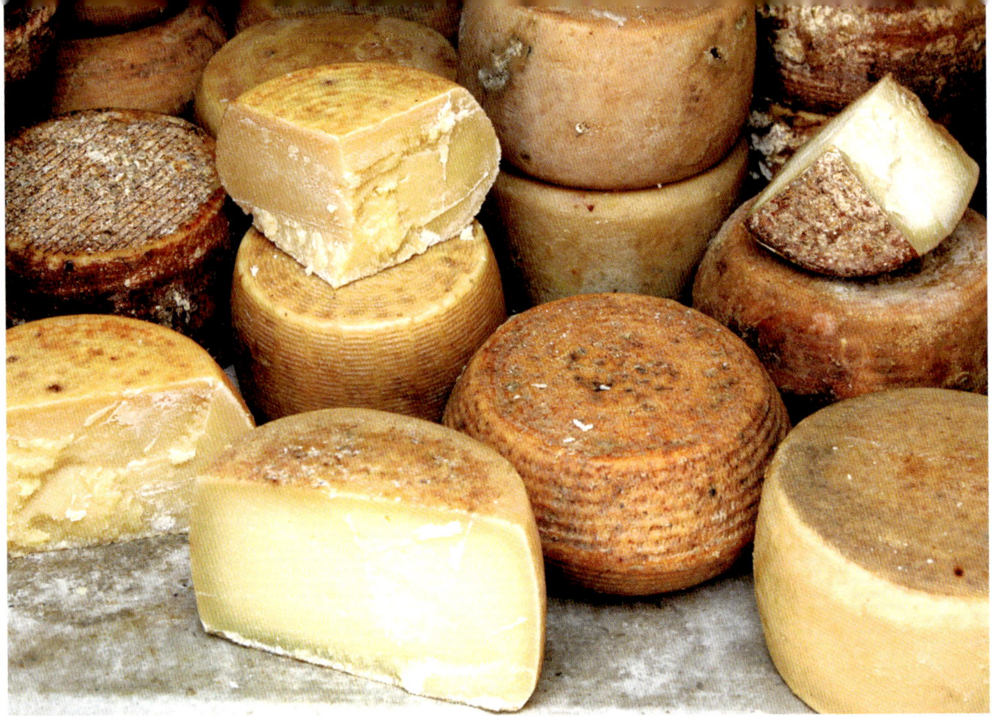

HIER STECKT SPERMIDIN DRIN

Wenn man sich die aktuelle Studienlage genauer ansieht, so braucht es gar nicht so viel von der Wundersubstanz, um sich gesund zu futtern. Mit täglich zwei Scheiben Vollkornbrot, zwei Portionen gemischtem Salat und einem Apfel ist man schon dabei und rangiert im oberen Bereich der Spermidineinnahme. Eine weitere Idee für einen Speiseplan finden Sie in der vorderen Buchklappe.

VIELFALT UND DIVERSITÄT

Es geht aber natürlich noch deutlich mehr – mit entsprechend größerer Wirkung.
Wer ein Faible dafür hat, der kann seinen Speiseplan Tag für Tag bewusst spermidinreich gestalten. Das eingehende Studium von entsprechenden Nährwertetabellen kann dabei helfen, dass nur mehr Dinge auf dem Teller landen, die die Wundersubstanz enthal-

ten. Das bringt wiederum nicht nur Vorteile mit sich. Denn es gibt zahlreiche andere Substanzen, Vitamine, Spurenelemente und Nährstoffe mit hoher antioxidativer (zellschützender) Potenz, die es dann nicht mehr auf den Teller schaffen. Rein vom Platz her. Oder vom Hunger. Hier hilft es, im wahrsten Sinn, über den Tellerrand zu blicken und seinem Körper ein möglichst breites Portfolio an verfügbaren Nährstoffen anzubieten. Vielfalt und Diversität also auch auf dem Teller.

AUF DEM TELLER

Spermidinreiche Kost fördert die Gesundheit. Zumindest legen das die Forschungsdaten aus den Laboren der Molekularbiologen nahe. Es gibt zudem noch Untersuchungen, wie die Bruneck-Studie (siehe auch **Seite 73**), die zu einem ähnlichen Ergebnis kommen. Wenn dies also der Weisheit letzter Schluss ist, muss man weniger oft in die Apotheke pilgern, sondern sich einfach ein gutes Kochbuch zulegen und Nährwertetabellen ansehen. Denn was hilft es, wenn man jahrelang mit der Verachtung eines Gesundheitsmärtyrers eine Salatgurke nach der anderen hinunterwürgt, um nachher feststellen zu müssen, dass da gar nicht so viel Spermidin drin war wie erhofft.

ES GEHT NOCH BESSER

Hierzulande liegt die durchschnittliche Spermidinaufnahme bei ortsüblicher Ernährungsweise etwa bei 12 Milligramm pro Tag. Das lässt sich ordentlich boostern – und es muss nicht unbedingt Natto (siehe **Seite 91**) sein, eine für Mitteleuropäer überaus gewöhnungsbedürftige schleimfädenziehende Speise.

WEIZENKEIME

Der ultimative Spermidinspender dürfte direkt vor unserer Haustür wachsen, sofern man auf dem Land lebt. Er gilt bei der Herstellung von Mehl als Abfallprodukt: Weizenkeime. Bei der industriellen Herstellung von Weizenmehl trennt man die Weizenkeime ab. Da sie sehr fetthaltig sind, würde das Produkt in seiner Haltbarkeit beeinträchtigt und schneller ranzig werden. Vollkornmehle, für die das gesamte Korn vermahlen wird, sind daher auch weniger lange haltbar. Trotz der Globalisierung auch beim Essen gibt es bestimmte Regionen, in denen sich Spermidin häufiger auf dem Teller findet.

Während sich Süditaliener und Japaner besonders spermidinreich ernähren, haben die US-Amerikaner diesbezüglich einiges an Aufholbedarf. Vielleicht liegt es am Umstand, dass Spermidin in gut gereiften und durch Bakterien veränderten Produkten wie Parmesan oder fermentiertem Soja eher zu finden ist als im frisch aus der sterilen Packung geschälten Fast-Food. Es gilt hier also: Je älter das Essen, desto jünger der Esser. Frisch dürfen es aber auch Äpfel, Pilze oder Mangos

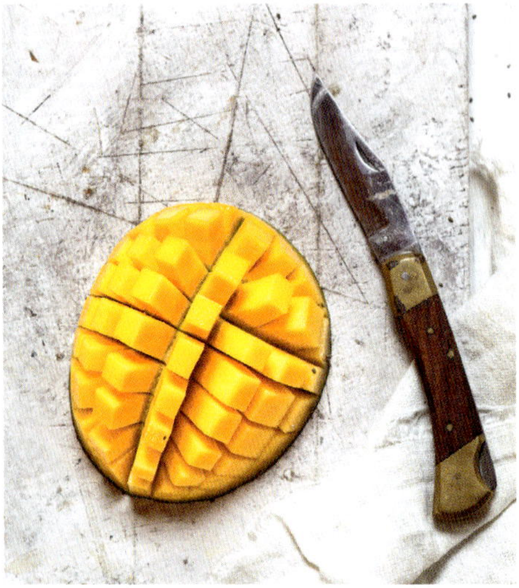

Neben reichlich Ballast- und Vitalstoffen haben Mangos auch relativ viel Spermidin zu bieten.

sein – oder eben unsere heimischen Spitzenreiter: Weizenkeime.

GEREIFTER KÄSE

Da Spermidin aus der Substanz Putrescin (vom lateinischen »putrere« = verfaulen) entsteht, die sich in vielen gereiften Lebensmitteln findet, ist auch zu erklären, dass in einem lange gereiften Käse deutlich mehr Spermidin drin ist als in der Milch, die frisch aus dem Euter kommt.

Prinzipiell gilt: Je älter ein Käse (und je frischer ein Gemüse), desto spermidinreicher. So hat etwa frischer Cheddar rund 1,4 Milligramm Spermidin pro Kilo zu bieten, gereifter Cheddar hingegen 199 Milligramm pro Kilogramm. Man müsste also fast die 150-fache Portion vom frischen Käse essen, um auf den Gehalt des älteren Semesters zu kommen. Das kann aber selbst für Käseliebhaber eine Herausforderung darstellen.

Auch frische Milchprodukte enthalten nahezu keinen nennenswerte Spermidinmengen. Erst die Vergärungsprozesse hinterlassen die Wundersubstanz.

NÜSSE

Bei den Nüssen sind Haselnüsse (21 mg / kg) den Mandeln (6 mg / kg) überlegen – und Erdnüsse aus dem Rennen, zumal sie biologisch gesehen gar keine Nüsse sind, sondern Hülsenfrüchte.

FLEISCH

Fleischliebhaber können sich am Rinderhackfleisch (37 mg / kg) oder der Hähnchenbrust (25,5 mg / kg) ihre Ration Spermidin abholen, wenngleich auch in geringerem Ausmaß. In der Leber ist etwas mehr drin.

GETREIDE

Unangefochten auf Platz eins: Weizenkeime (243 mg / kg). Im Vergleich dazu: Weißbrot: 6,5 mg / kg, also gerade mal ein Vierzigstel davon. Immerhin gibt es für Vollkornbrot (17,8 mg / kg) etwas mehr.

Aber in diesen Sorten stecken oft auch Weizenkeime drin. Das Weizenkeimöl dürfte sich als Spermidinquelle hingegen nicht so gut eignen wie die Keime selbst.

OBST

Bei Früchten ist der Spermidingehalt eher gering, Ausreißer nach oben sind hier die Mango (30 mg/kg), Melone (11,7 mg/kg) oder Bananen (8,6 mg/dl).

GEMÜSE & HÜLSENFRÜCHTE

Reich an dem Verjüngungsstoff sind auch getrocknete Sojabohnen (207 mg/kg), Pilze (88,6 mg/kg) oder Erbsen (je nach Verarbeitung, roh oder gekocht 46–65 mg/kg).

Bemerkung zu den Messungen

Da es sich bei der Spermidinforschung um eine noch relativ junge Fachdisziplin in der Molekularbiologie handelt und die Bestimmung des Spermidingehalts in Lebensmitteln aufwendig ist, sind nur einige Nahrungsmittel und Speisen vermessen. Zudem werden für die Tabellenwerke nicht nur Spermidin, sondern generell Polyamine, also auch der Gehalt von Cadaverin, Putrescin oder Spermin untersucht. So können sich auch rasch mal Fehler einschleichen.
Auch beim fermentierten Soja, dem Natto (Rezept auf **Seite 91**), das eine hochwertige Quelle für Spermidin darstellt, gibt es unterschiedliche Angaben – je nachdem, was genau gemessen wurde, wie lange und wie der Gärungsprozess vonstattengegangen ist.

SPERMIDINGEHALT VON NAHRUNGSMITTELN*

Lebensmittel	Gehalt in mg pro 1 kg
Natto (fermentierte Sojabohnen)	70 bis 340
Weizenkeime	243
Getrocknete Sojabohnen	207
Cheddar (1 Jahr gereift)	199
Kürbiskerne	104
Pilze	89
Reiskleie	50
Hühnerleber	48
Erbsen	46
Mango	30
Kichererbsen	29
Blumenkohl & Brokkoli	25

*Quelle: Biogenic amines, Kim et al. 2012

WUNDER 6: EINES FÜR ALLE

Das Schöne an den Erkenntnissen zum Jungbrunneneffekt: Sie sind nicht bloß Königen, Fürsten oder Hollywoodgrößen vorbehalten. Keine geheimnisvollen Elixiere, keine aufwendigen Behandlungen, ja nicht einmal kostspielige Lebensmittel müssen hier eingesetzt werden. Denn die zwei Parameter, die die Autophagie ankurbeln, sind – laut aktuellen wissenschaftlichen Daten - nun mal Fasten und Spermidin. Beides kann man – je nach Vorliebe und Inhalt des Portemonnaies – exklusiv kostspielig oder exklusiv gratis erhalten.

Natürlich lässt sich der Verzicht in Fastenkliniken oder im Rahmen einer Entschlackungswoche im 5-Sterne-Hotel üben. Das hat Vorteile, denn auch der Geist und der Geldbeutel werden dabei entlastet. Doch genauso gut kann man das in den eigenen vier Wänden tun. Dasselbe gilt für das Wundermittel Spermidin. Klar kann man auch Nahrungsergänzungsmittel zu sich nehmen. Schließlich nimmt man mit einer ordentlich sorgsam hergestellten Kapsel Spermidin jene wohldosierte Menge zu sich, die für den Verjüngungseffekt erforderlich ist, ohne sich Gedanken über seinen weiteren Speiseplan zu machen. Allerdings geht es auch billiger, denn zum Beispiel Weizenkeime gehören zu den kostengünstigsten Nahrungsmitteln, die ein Bio-Markt im Sortiment hat. Für die Endkonsumenten ist das ein angenehmes Wunder, für die Hersteller teurer pharmazeutischer Produkte eher ein wunder Punkt.

Eine grobe Einteilung des Spermidingehalts in arm, moderat oder reich lässt sich aber auch aus Wissenschaftssicht rechtfertigen. Biogene Amine sind weitgehend hitzestabil. Das heißt, sie überstehen als Lebensmittelbestandteile eine Reihe von Kochprozessen und Garverfahren. Zuviel Hitze und zu langes Kochen reduzieren jedoch den Gehalt von Spermidin in den Speisen: Es ist ein kleines Molekül, das in Wasser und Alkohol löslich und überaus stabil ist. Nicht einmal die Magensäure kann ihm etwas anhaben. Man kann es also ganz normal schlucken und muss es sich weder als Injektion, noch als Zäpfchen oder auf andere Weise einverleiben.

MIKROBIOM: DAS SPERMIDINLABOR IM KÖRPER

Auch die Forschung zum Mikrobiom ist verhältnismäßig jung. Unseren Darmbewohnern wird mittlerweile ein weitaus höherer Einfluss auf unsere Gesundheit zugeschrieben als der, sich bloß um eine gute Verdauung zu kümmern. Mittlerweile werden viele Beschwerden, von Unverträglichkeiten und Adipositas (Fettleibigkeit) über Entzündungen und Diabetes bis hin zu neurologischen Erkrankungen und Depressionen, auf eine ungünstige Zusammensetzung der, umgangssprachlich Darmflora genannten, Besiedelungsform in unserem Körperinneren zurückgeführt.

Durch Ernährung beeinflussbar

Ob wir ein Mikrobiom mit gesunder Diversität haben, hängt davon ab, wie wir uns ernähren. Viel Junk-Food führt etwa dazu, dass sich jene Bakterien vermehren, die gerne Junk-Food essen – und das sind nicht diejenigen, die man gerne als Gesundheitswächter im Körper hätte. Hinzu kommt, dass die Darmbewohner ebenfalls Gewohnheitstiere sind, die gerne das zu essen bekommen, was sie immer schon gegessen haben. Der Appetit nach immer wieder neuem Fast-Food kommt also auch nicht von ungefähr von diesen Gesellen im Darm. Auf ein Rezept, mit dem man sein Mikrobiom nachhaltig schädigen kann und das aus den Zutaten Weißmehl, raffinierter Zucker und Antibiotika besteht, wird an dieser Stelle verzichtet.

Das ist auch die gute Nachricht dabei. Denn man kann sich durch eine entsprechend intelligente Ernährung bestimmte Bakterienstämme heranzüchten, die dann die Kontrolle im Darm übernehmen, sich wirklich gewissenhaft um unsere Gesundheit kümmern und uns Appetit auf weitere gesunde Lebensmittel suggerieren. Man kann also nicht nur Politiker entsprechend anfüttern, sondern auch sein Mikrobiom. Es sind eben nicht nur die Gene, die uns zu guten oder schlechten Futterverwertern machen, sondern auch die Fähigkeiten unserer lieben Untermieter.

Bestimmte Darmbakterien sind zudem in der Lage, Spermidin zu produzieren. Ein gesundes Mikrobiom liefert uns daher auch eine gesunde Portion an jener Substanz, die uns in den Zustand der Autophagie bringen kann. Wer es versteht, sein Mikrobiom so zu füttern, dass sich eine große Vielfalt an günstigen Bakterien bildet, der kann sich sein eigenes Spermidinlabor im Darm heranzüchten.

DARM-SUPERFOOD

Zu den günstigen Nahrungsmitteln gehören idealerweise unverarbeitete Lebensmittel, die den Vornamen »Vollkorn« haben. Ballaststoffreiches Gemüse oder auf bestimmte Weise zubereitete stärkereiche Lebensmittel – etwa Kartoffeln, die gekocht, abkühlen gelassen und wiedererwärmt werden und dann in Form von sogenannter »resistenter Stärke« eine für das Mikrobiom brauchbare Nahrung liefern. Auch gut: Fermentierte Lebensmittel, von Sauerkraut über Joghurt und Tofu – bis hin zu den Kimchi oder Natto, beides Spermidinbomben.

EINE KAPSEL FÜR FAULE

Da es nicht einfach ist, festzustellen, wie viel Spermidin aus der Nahrung dem Körper tatsächlich zur Verfügung steht, wird die Substanz in Kapseln verpackt und als Nahrungsergänzungsmittel vertrieben. Zugegeben kostspielig, aber wer keine Lust hat, seinen

Essensplan täglich auf Spermidinreichtum hin zu prüfen, wird vermutlich gut damit fahren. Zudem weiß man – biochemisch betrachtet – dass auch das drin ist, was man erwartet, da der Spermidingehalt echter Lebensmittel naturgemäß Schwankungen unterworfen ist.
So kann der Gehalt von Spermidin in Weizenkeimen stark variieren, aber leider auch der in Nahrungsergänzungsmitteln. Die besorgt man sich, abhängig vom Inhalt der Geldbörse und dem Ausmaß an krimineller Energie, entweder im gut sortierten Apothekenfachhandel oder im ebenso gut sortierten Schwarzmarkt im Internet.
Die ersten Wissenschaftler, die die Substanz in gereinigter Form aus Weizenkeimen extrahiert haben, waren das Forscherteam rund um den Grazer Molekularbiologen Frank Madeo. Dass das so entstandene Produkt nebenbei auch in den Läden landete, darf als überaus erfreuliche Nebenwirkung für Endkunden und Erzeuger gesehen werden.
Die Schwierigkeit liegt – wie immer – für den Konsumenten darin herauszufinden, welcher Anbieter ein seriöses Angebot bietet.

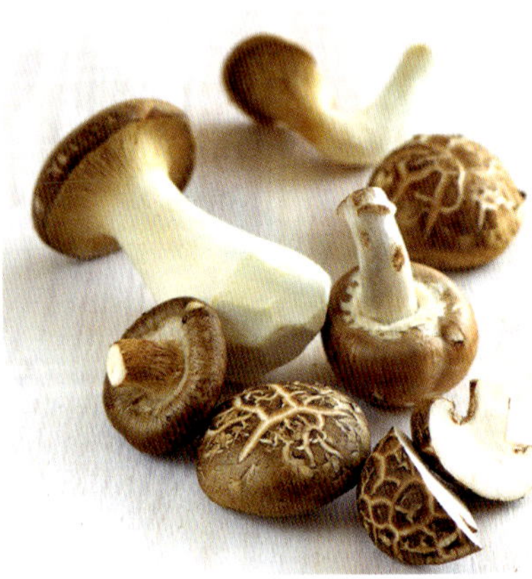

Knapp 90 mg/kg Spermidin bringen Champignons, Kräuterseitlinge & Co. auf den Teller.

ZU VIEL DES GUTEN?

Sosehr die Ergebnisse der Forschung dazu verleiten, den eigenen Spermidingehalt auf jede Weise zu optimieren, fragt man sich: Gibt es ein Zuviel? Hat das Zeug Nebenwirkungen? Und wenn das alles so einfach wäre: Warum hat man es nicht längst erfunden?
Tatsächlich gibt es Hinweise, dass eine zu hohe Menge an Spermidin möglicherweise dazu führt, dass das Immunsystem des Körpers hochfährt und der Körper mit Entzündungen reagiert. Haut, Darm, Gelenke oder Leber können betroffen sein.
Und auch der Grazer Molekularbiologe Slaven Stekovic gibt zu bedenken, dass eine Überaktivierung von Autophagie auch langfristig negative Wirkungen haben könnte.
Im Großen und Ganzen gilt Spermidin jedoch, in seiner natürlichen Form, als sicher. Andere Mittel, denen lebensverlängernde Wirkungen zugeschrieben werden, wie Rapamycin (siehe **Seite 28 f.**), stehen indes in Verdacht, auch gesundheitliche Risiken in sich zu bergen. Insofern befindet man sich mit dem Stoff aus dem alten Käse oder den Weizenkeimen auf der sicheren Seite.

DAS KOMMT NACH DEM SPERMIDIN

Mehrere Stoffe wurden bereits im Jungbrunnen vermutet. Jetzt steht eine neue Anti-Aging-Substanz in den Startlöchern. Man darf gespannt sein.

Zu den weiteren Anti-Agern gehören Oxytocin etwa, ein Hormon, das nicht nur Geburtswehen auslöst, sondern auch als Treue-, Sex-, Kuschel- oder Liebeshormon eine Vielzahl entzückender Wirkungen im Körper hat. Oder der Wachstumsfaktor GDF11, der die Muskelregeneration anregt. Die Kiffer-Community ist überaus erfreut, dass es auch THC (Tetrahydrocannabinol) auf die Short-List der verjüngenden Substanzen geschafft hat. Resveratrol ist bei Weinliebhabern unumstritten so toll, dass man so jung nicht mehr zusammenkommt. Und Spermidin ist der jüngste Kandidat unter den Jungmachern.

DMC AUS ASHITABA KEISKEI

Wobei die Konkurrenz aus den eigenen Reihen nicht schläft. Zehn Jahre nach der Erforschung des Einflusses von Spermidin auf Gesundheit und Lebenszeit durch den Grazer Molekularbiologen Frank Madeo konnte sein Forscherteam einen weiteren Stoff isolieren, der ähnliche Wirkungen haben könnte: 200 weitere Substanzen wurden getestet und der Pflanzenstoff DMC (4,4'-Dimethoxychalcone) gefunden, der ebenso die Selbstreinigung der Zellen anregen und so das Leben verlängern soll. Die Forscher Andreas Zimmermann und Didac Carmona-Gutierrez haben die Substanz in Ashitaba keiskei (Japanischer Engelwurz), einer Heilpflanze, die in der traditionellen asiatischen Volksmedizin eingesetzt wird, gefunden. Sie testeten sie an Hefepilzen, Fliegen, Würmern und menschlichen Zellkulturen.

GEHEIMTIPP AUS ASIEN

In Europa wird die Pflanze, die übersetzt »das Blatt von morgen« bedeutet, noch als Geheimtipp gehandelt. Verdichten sich jedoch die Hinweise darauf, dass es sich dabei ebenso um eine Jungbrunnen-Kandidatin handelt, der die Autophagie ankurbelt, so wird das beschauliche Schattendasein des Doldengewächses wohl ein Ende haben. Früher eingesetzt gegen Muskel- und Gelenksschmerzen oder stressbedingte Erkrankungen, gilt der milchige Saft der japanischen Engelwurz in Japan auch als Verjüngungsmittel – sowie als Zutat zu Sushi oder Gemüse. Und sie kann von Menschen mit ein klein wenig grünem Daumen auch hierzulande auf dem Balkon oder im Garten angepflanzt werden. Also so wie Cannabis, aber legal.

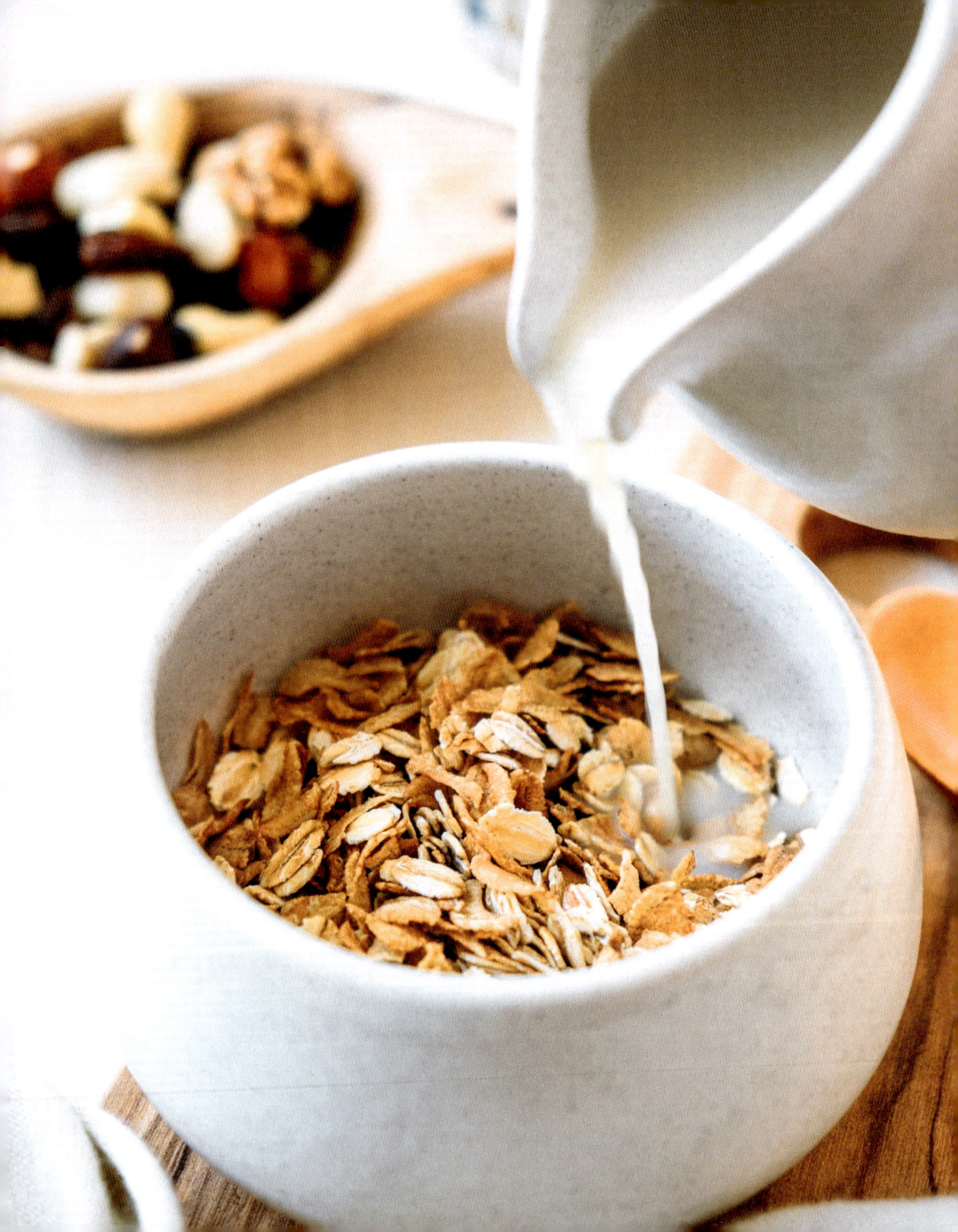

WUNDERMÜSLI – REIN PRAKTISCH

Dass das Wundermüsli Methode ist, wissen Sie nun: Sie können (Intervall-) fasten oder spermidinreich genießen, um sich jung und gesund zu erhalten. Und um ein bisschen auf den Geschmack zu kommen, finden Sie hier ein paar erprobte kulinarische Anregungen.

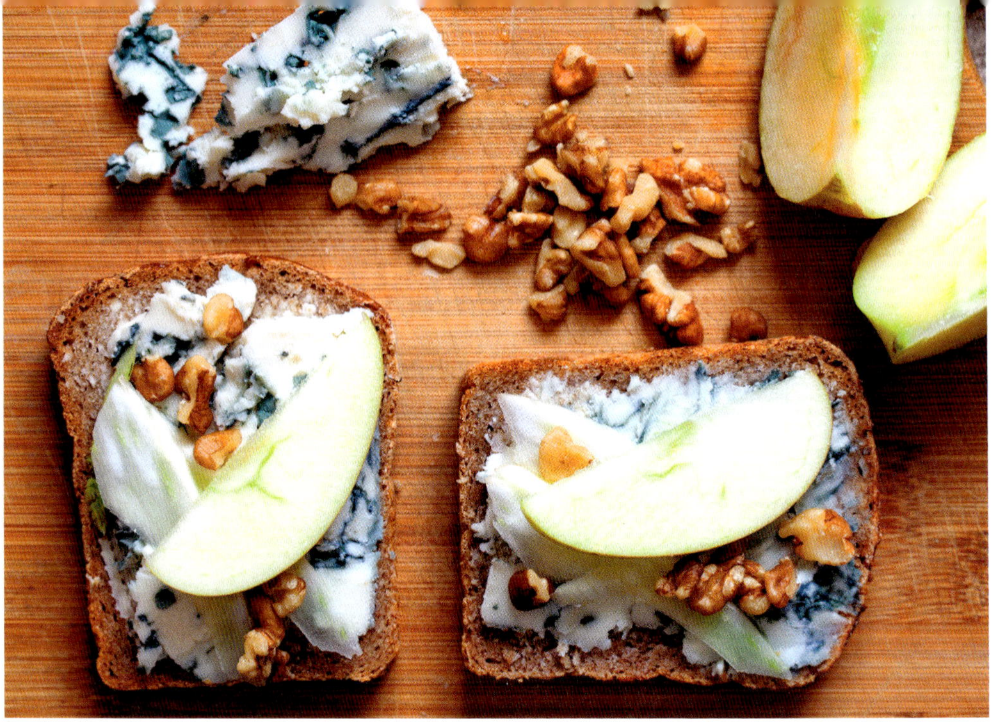

GENUSSREZEPTE

Wenn Fasten so wunderbare Effekte hat und Spermidin ebenfalls, stellt sich natürlich die Frage: Wie gut wirken beide Methoden in unserem Alltag zusammen? Am besten ist eine Mischung – also ein »Müsli« – das nicht nur aus Pausen zwischen den Mahlzeiten oder aus mehrstündigen Fastenphasen, sondern auch aus einer regelmäßigen Portion Spermidin bei den Mahlzeiten besteht.

DIE WUNDERMETHODE

Die Forschung ist noch jung, die Molekularbiologen geben sich verschlossen und wollen vorschnellen Hoffnungen und Spekulationen nicht unnötig Zündstoff geben.
Die Frage bleibt offen: Wie stark lässt sich der Autophagieschalter auf Zellebene umschalten? Gibt es nur ein »Ein« und »Aus«, ein »Alles-oder-Nichts-Prinzip«, oder schaltet

man in eine Turbo-Autophagie und der Körper arbeitet im doppelten Tempo an seiner Zellschrottbeseitigung?
Für den Grazer Molekularbiologen Slaven Stekovic ist die Frage auch nicht leicht zu beantworten. Grundsätzlich sei ein gewisser Level an Autophagie in unserem Körper immer da. Da es sich aber eben nicht um einen einfachen An-/Aus-Hebel handelt, sondern die Müllabfuhr tatsächlich effektiver arbeiten würde, dürfte die Aktivierung der Autophagie über unterschiedliche Maßnahmen verstärkende und synergistische Wirkungen haben. Kurz: Ja, müsste theoretisch gehen, nachweisen ist aber noch schwierig.
Man kann also auf Nummer sicher gehen und abwarten, was die Wissenschaft in ein paar Jahren herausgefunden hat, oder man riskiert einen waghalsigen Selbstversuch. Da Fasten auch nach heutigem Stand gesundheitsfördernd ist und spermidinreiche Kost keine Nebenwirkungen aufweist, hält sich der erforderliche Wagemut allerdings in Grenzen. So spricht nichts dagegen, zu den Ersten zu gehören, die in den Jungbrunnen hüpfen.

WUNDER 7: SIE!

So beeindruckend die Forschungsarbeiten auch sein mögen und so toll man manche Ernährungsmodelle oder Fastenvarianten findet – letztendlich ist es doch unsere eigene Zelle, die hier aufräumt, unser eigener Körper, der sie dazu animiert, unsere eigene Kraft, die uns gesund und am Leben erhält. Wir müssten uns selbst im Prinzip nur ein wenig mehr zuhören, um diese faszinierenden Vorgänge in Gang zu bringen.

SPERMIDINKÜCHE

Gäbe es sie nicht, man müsste sie glatt für dieses Buch erfinden: die Ring-Sisters. Die Molekularbiologin Julia Ring und ihre Schwester, die Ärztin und Bio-Bäuerin Anna Grötschnig (eine geborene Ring), sind seit einigen Jahren als Food-Bloggerinnen aktiv. Aus dem südlichen Österreich stammend, haben sie die Wissenschaft in die Küche getragen und zaubern dort umwerfend gute Gerichte. Das Bemerkenswerte: Alle Rezepte sind sehr spermidinreich.
Wer also Lust auf Mehr hat und gerne gesunde, höchst innovative Rezepte nachkochen möchte, ist auf der Website der beiden (siehe Anhang) bestens beraten. Für unser Buch haben sich Julia und Anna exklusiv ein paar Genussrezepte ausgedacht. Sogar ein leckeres Spermidin-Fast-Food ist dabei.

» … und wenn sie sich immer schön spermidinreich ernährt haben, dann leben sie noch heute!«

Anna & Julia Ring

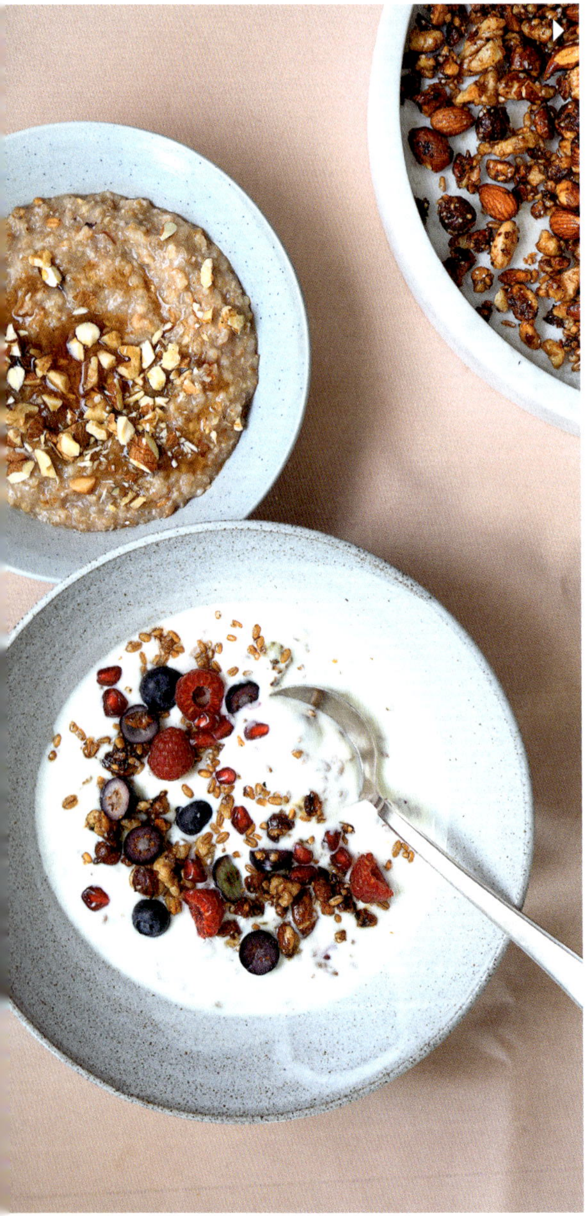

»WUNDERMÜSLI«

Für den Nussknusper *10 El Nüsse (z. B. Mandeln, Walnüsse, Haselnüsse) • 2 EL Kokosöl • 2 EL Honig • 5 EL Weizenkeimschrot • je 1 Prise Salz und Peffer (oder Cayennepfeffer) • ½ TL Zimtpulver • ½ TL Zitronenabrieb*
Für das Müsli *50–100 g Nussknusper • 125–250 ml Joghurt • etwas Milch, Nuss-, Soja- oder Haferdrink • nach Belieben 1 Handvoll Obst*
Für das Porridge *50 g Hafer-, Dinkel- und Buchweizenflocken • 2 EL Nussknusper • 1 Prise Salz • 250 ml Wasser, Milch, Nuss-, Soja- oder Haferdrink • gehackte Nüsse • nach Belieben etwas Honig*

1 Portion • 1 Std. Trockenzeit • 5 Min. Zubereitung

1. Nüsse mit dem Mörser grob hacken. Kokosöl und Honig mit den Nüssen in einer heißen Pfanne etwas anrösten. Gewürze und Weizenkeime dazugeben und einmal umrühren. Auf einem Backblech verteilen und bei 80° C Umluft in mindestens 1 Std. trocknen lassen.
2. Für ein Müsli den Nussknusper mit Joghurt, Milch oder Pflanzendrink mischen. Nach Belieben Obst darüber geben und genießen.
3. Für ein Porridge in einem Topf Flocken, Nussknusper und Salz mit Wasser, Milch oder Pflanzendrink unter ständigem Rühren 2–3 Min. leicht köcheln lassen, bis eine breiige Konsistenz entsteht. In einer Schüssel mit Nüssen und Honig anrichten.

REIS-ONE-POT

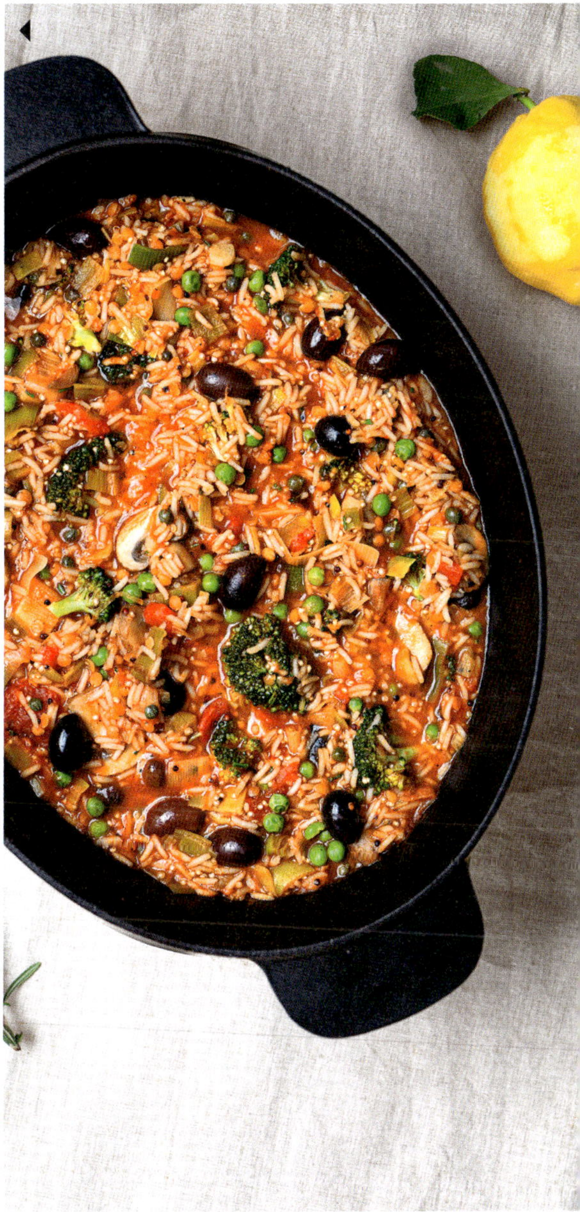

½ Lauchstange • 50 g Champignons • 1 Knoblauchzehe • 2 EL Olivenöl • 150 g Basmatireis • 50 g rote Linsen • 50 g Quinoa • 70 ml Weißwein • 80 g Brokkoli • 2 Sardellenfilets (Glas) • 1 Dose gehackte Tomaten • 70 g Erbsen (TK) • 30 g Kapern • 40 g Kalamata-Oliven • 1 Handvoll frische Kräuter der Provençe • Saft und Abrieb von ½ kleinen Bio-Zitrone • Salz und Pfeffer • Parmesan

2 Portionen • 30 Min. Zubereitung

1. Den Lauch putzen waschen und in Ringe schneiden. Pilze abreiben und in 0,5 cm dicke Scheiben schneiden. Knoblauch abziehen und grob hacken. Öl in einer Pfanne erhitzen und alles darin kurz andünsten.
2. Reis, Linsen und Quinoa unter Rühren hinzufügen. 300 ml heißes Wasser und Wein aufgießen und zum Kochen bringen. Brokkoli waschen und in Röschen teilen, Sardellenfilets fein hacken und mit den Tomaten, Erbsen, Kapern und Oliven hinzugeben.
3. Kräuter waschen, trockenschütteln, abzupfen und fein hacken. Zitronensaft und -abrieb unterrühren und mit Salz und Pfeffer würzen. Alles bei kleiner Hitze in 20 Min. garen, hin und wieder umrühren. Bei Bedarf, wenn der Reis noch nicht gar ist, noch etwas Wasser nachgeben. Zum Servieren mit geriebenem Parmesan bestreuen.

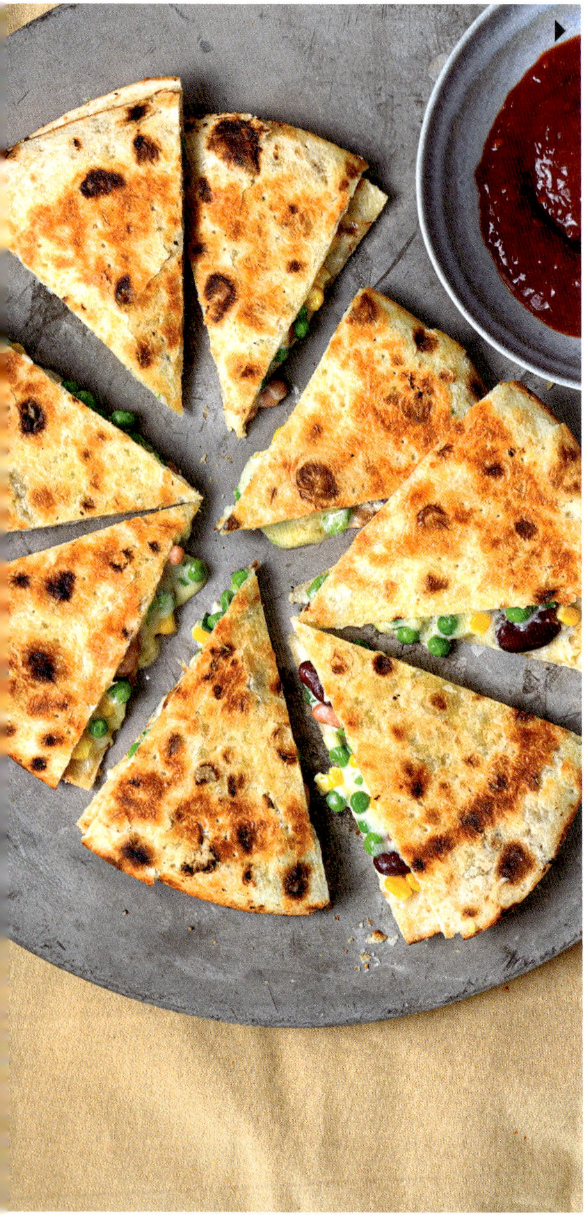

QUESADILLAS

1–2 Frühlingszwiebeln • 150 g Bohnenkerne (Dose) • 150 g Mais (Dose) • 150 g Erbsen (Dose oder TK) • 3 EL Sauerrahm • Salz und Pfeffer • 6 Tortillas • 6 Handvoll gereifter Cheddar (gerieben) • 3-6 EL Pflanzenöl (für die Pfanne) • 6 EL Ketchup • 3 TL Sambal Oelek

2 Portionen • 25 Min. Zubereitung

1. Für die Füllung die Frühlingszwiebeln waschen, putzen und hacken. Bohnen, Mais und Erbsen auf einem Sieb abspülen. In eine Schüssel geben, mit den Frühlingszwiebeln und Sauerrahm mischen und mit Salz und Pfeffer würzen.
2. In einer Pfanne 1 El ÖL erhitzen. Eine Tortilla einlegen, darauf eine Handvoll Cheddar bis zum Rand verteilen. In die Mitte 1/3 der Füllung geben (1 cm Rand lassen). Darüber eine Handvoll Cheddar streuen, eine Tortilla darauflegen und mit dem Pfannenwender ein wenig andrücken. Sobald die Tortilla unten goldbraun ist, wenden und von der anderen Seite goldbraun anbraten.
3. Zum Anrichten achteln. Ketchup mit Sambal Oelek verrühren und dazu servieren.

BIRNEN-TARTE

Für den Mürbteig: 300 g Dinkelvollkornmehl (Type 630) • 60 g geriebene Mandeln (oder Haselnüsse) • 90 g Zucker • 1 Pck. Vanillezucker • ½ TL Zimtpulver • 1 Prise Salz • 140 g kalte Butter • 1 Ei • Springform (ca. 24 cm ∅) • rundes Backpapier oder Fett für die Form
Für die Füllung: 200 g Bitterschokolade (mindestens 60 % Kakaoanteil) • 80 g Butter • 2 Eier • 50 g Zucker • 20 ml Birnenschnaps • 100 g Schlagsahne • 3 Birnen • 2 El Zitronensaft

10 Min. Zubereitung • 30 Min. Ruhezeit • 30 Min. Backzeit

1. Mehl, Mandeln, Zucker, Vanillezucker, Zimt und Salz mischen und rasch mit der klein geschnittenen Butter verkneten. Das Ei unterkneten. Den Teig zu einer Kugel formen und in Folie verpackt 30 Min. kaltstellen.
2. Die Form mit Butter fetten. Den Teig auf dem Boden verteilen und einen Rand von 2 cm hochziehen. Boden mit einer Gabel ein paarmal einstechen und bei 180°,C Umluft (Mitte) in 15 Min. vorbacken.
3. Schokolade klein hacken und mit der Butter über dem heißen Wasserbad schmelzen, leicht abkühlen lassen.
4. Eier mit Zucker und Schnaps cremig mixen, Schokolade und Sahne unterrühren.
5. Birnen schälen, putzen, in Spalten schneiden und mit Zitrone beträufeln. Füllung auf den Teig geben und mit Birnen belegen. In 30 Min. bei 180° C Umluft backen.

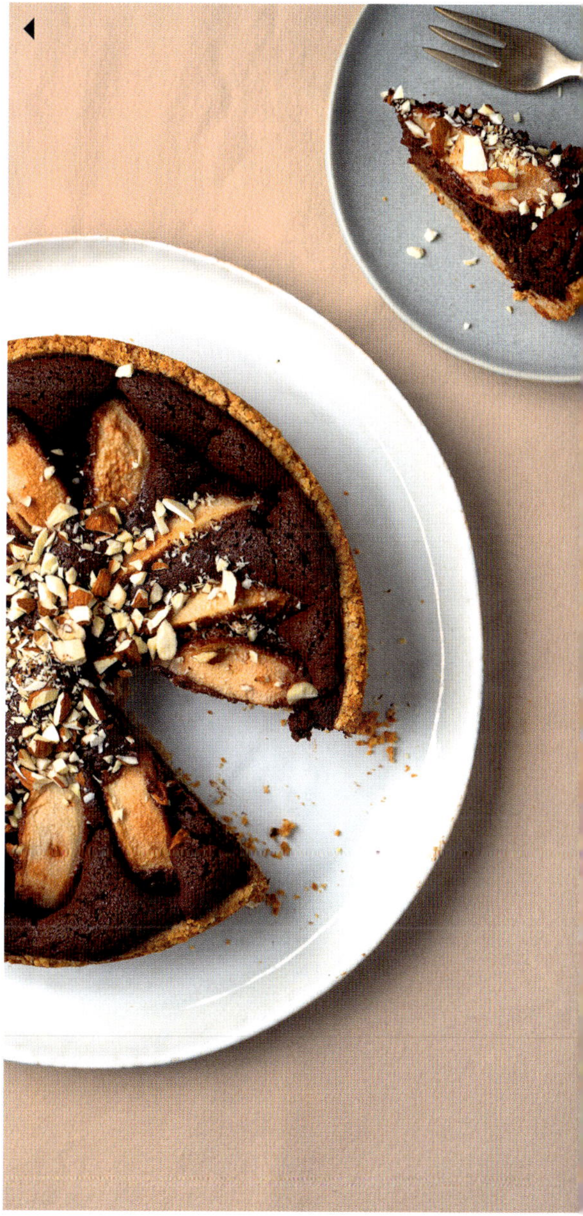

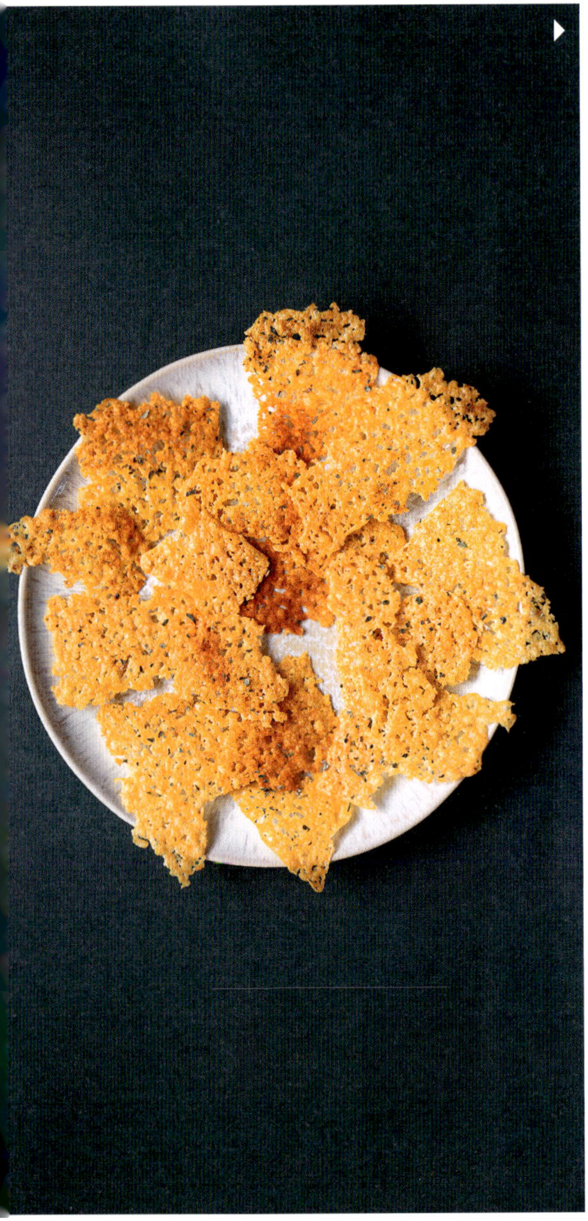

DR. RONNY TEKALS CHEDDAR-CHIPS

150 g Cheddarkäse (mindestens 1 Jahr gereift) nach Belieben getr. Thymian, Cayennepfeffer oder schwarzer Pfeffer aus der Mühle

1–2 Portionen • 5 Min. Backzeit

1. Den Backofen auf 200° C vorheizen.
2. Cheddarkäse mit einem scharfen Messer hauchdünn schneiden beziehungsweise auf einem Vierkanthobel dünn reiben und auf ein mit Backpapier ausgelegtes Backblech legen. Wer allzu einfache Rezepte verachtet, darf gerne nach Belieben und Geschmack würzen.
3. Das Blech in den Ofen geben und den Käse ein paar Minuten backen. Abkühlen lassen und die knusprigen Snacks genießen.

TIPP

Schmeckt ungesund, ist aber voller Spermidin. Allerdings nur möglicherweise, denn die Temperaturen jenseits von 100° C könnten den Wert deutlich reduzieren.

NATTO

600 g gelbe Sojabohnen (getrocknet) • 1 g Nattostarter (Makrobiotik-Shop / Reformhaus) • Wärmebox (Inkubator)

12 Std. Quellzeit • ca. 8 Std. Reifezeit

1. Die Sojabohnen auf einem Sieb abspülen, waschen und 12 Std. einweichen.
2. Abtropfen lassen, in einen Topf geben, mit frischem Wasser auffüllen, aufkochen und dann bei kleiner Hitze ca. 6 Std. weich garen. Bei Bedarf Wasser nachfüllen. Schaum und lose Schalen abschöpfen.
3. Bohnen auf einem Sieb abgießen und auf ca. 40° C abkühlen lassen.
4. Umfüllen in ein Glasschale, die Bohnenschicht soll etwa 5 cm hoch sein. 1 Gramm Nattostarter darüber streuen und gut verrühren. Die Oberfläche mit einem Löffel glatt streichen. Mit Frischhaltefolie abdecken und mit einer Nadel perforieren. In eine vorgeheizte Wärmebox stellen und 6 bis 8 Std. bei etwa 40° C fermentieren.
5. Das fertige Natto sollte luftdicht verschlossen im Kühlschrank gelagert werden.

TIPP

Um Fremdbakterien keine Chance zu geben, den Kontakt der Hände mit den gekochten und geimpften Bohnen vermeiden und alle Gerätschaften sorgfältig säubern.

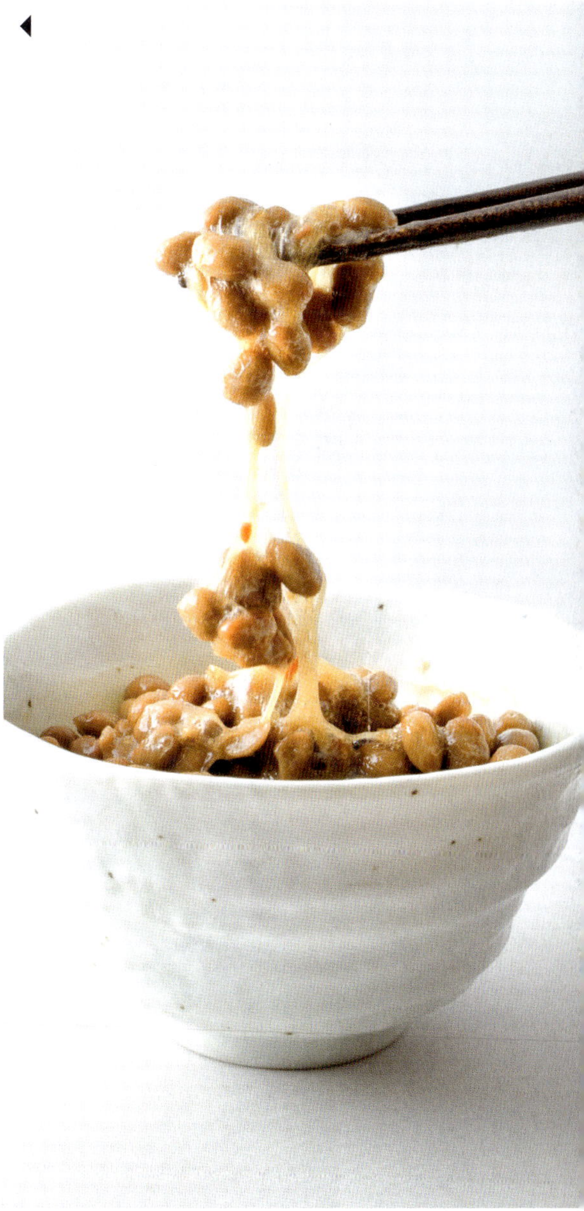

KREATIVITÄT GEFRAGT: MIXEN SIE IHR EIGENES WUNDERMÜSLI

Wer sich eher dabei sicher fühlt, eine anerkannte Version des Intervallfastens durchzuführen, bei der man auf die Einhaltung der vorgegebenen Regeln achtet, wird bei den vorgestellten Varianten sicher fündig werden.

Das gibt Sicherheit, denn die Spielregeln sind klar definiert und es gibt meist zahlreiche Anhänger der Methode, die noch nicht tot umgefallen sind. So etwas kann beruhigend sein. Doch egal, ob man nur einen Tag oder mehrere Tage die Woche fastet, ob 10in2, 4:3, 5:2 6:1, ob man lediglich einmal täglich wie ein Krieger isst, 16 Stunden verstreichen lässt oder bloß versucht, fünf Stunden zwischen den Mahlzeiten nur von Luft, Liebe und Wasser zu leben, es hat keinen Sinn, sich in ein Schema zu zwängen, das mit dem eigenen Lebensrhythmus nicht vereinbar ist.

DIE PASSENDE METHODE FINDEN

Man kann sich auch sein eigenes, auf die eigenen Bedürfnisse und Lebensumstände maßgeschneidertes Wundermüsli zusammenmischen. Nur Mut.
Fakt ist, dass es zurzeit einige überaus beachtliche wissenschaftliche Erkenntnisse gibt, die den Effekt des Fastens belegen beziehungsweise die Wirkung der Substanz Spermidin beim Menschen zumindest vermuten lassen. Wenn man sich damit ein wenig näher auseinandersetzt, kann man, basierend darauf, sein eigenes Süppchen kochen (oder an einem Nicht-Esstag auch nicht kochen). Machen Sie sich schlau, nehmen Sie dieses Buch als Einstieg in die faszinierende Welt der Altersforschung und Molekularbiologie, und wenn Sie die Grundprinzipien verstanden haben, essen Sie sich schlau und gesund.

IHR INDIVIDUELLER MIX

Vielleicht gefällt es Ihnen ja auch, sich als Ernährungsexperte für Ihren persönlichen Hausgebrauch noch ein wenig intensiver mit der wunderbaren Intervallfasten-plus-Spermidin-Methode auseinanderzusetzen, die Sie in Zukunft praktizieren möchten, weil sie am besten zu Ihnen passt. Und Sie entwickeln die
....*-Methode.
Bitte: Wenn Sie Ihr persönliches Wunder gefunden haben, teilen Sie es uns gerne mit. Wir werden mit Vergnügen die ganz persönlichen Spermidin-Tipps-und-Tricks unserer Leser veröffentlichen.

* Hier bitte Ihren Namen einfügen oder eine kreative Bezeichnung wählen.

SACHREGISTER

BÜCHER, DIE WEITERHELFEN

Bücher von Bernhard Ludwig

Die Nobelpreismethode. Mit drei preisgekrönten Methoden zum Wunschgewicht
GU

Die Morgen-darf-ich-essen-was-ich-will-Diät
GU

A Beginner's Guide to Sexual Frustration
Eigenverlag

Bücher von Ronny Tekal

Sorry, das waren die Hormone
Orell Füssli

NebenWirkungen
Springer

Durch dick und dünn
Dumont

Ich lass mich doch nicht verarzten
Braumüller

Bücher aus dem GU-Verlag

Bracht, Petra
Intervallfasten

Bracht, Petra; Flatt, Mira
Das Kochbuch zum Intervallfasten

Lange, Elisabeth:
Die 5:2-Diät. 5 Tage essen, 2 Tage Diät

ADRESSEN, DIE WEITERHELFEN

Hilfreiche Links

Spermidinreiche Rezepte:
www.ringshealthkitchen.com

Spermidinkapseln:
www.spermidin-kapseln.de

Weizenkleie in Demeter-Qualität:
www.shop.bauckhof.de
www.fabulous.ch

Bernhard Ludwig & Ronny Tekal persönlich

www.seminarkabarett.com

www.10in2.at

www.ronnytekal.com

www.medizinkabarett.at

DANK

Danke an Frank Madeo, Slaven Stekovic, Andreas Michalsen, Vedran Bijelac, die Ring-Schwestern Julia Ring & Anna Grötschnig sowie Anna Cavelius für das umsichtige Lektorat.

IMPRESSUM

Projektleitung: Ariane Hug
Lektorat: Anna Cavelius
Bildredaktion: Simone Hoffmann, Nele Schneidewind
Layout & Umschlaggestaltung: independent Medien-Design, Horst Moser, München
Herstellung: Petra Roth
Satz: Christopher Hammond
Reproduktion: Medienprinzen GmbH, München
Druck & Bindung: Firmengruppe APPL, aprinta Druck GmbH, Wemding

ISBN 978-3-8338 7539-7

1. Auflage 2020

Umwelthinweis

Dieses Buch wurde auf PEFC-zertifiziertem Papier aus nachhaltiger Waldwirtschaft gedruckt.

GRÄFE UND UNZER

Ein Unternehmen der
GANSKE VERLAGSGRUPPE

Bildnachweis

Cover und Fotoproduktion: Kathrin Koschitzki
Weitere Bilder: Adobe Stock: S. 9, 16, 74, U4 (re.), Innenklappe vorne (li.); Lukas Beck: S. 4; Getty Images: S. 6, 71; GU-Archiv/ Barbara Bonisolli: S. 52; Fotos mit Geschmack: S. 80; Mathias Neubauer: S. 23; Nicola Schaller: S. 32; iStockphoto: S. 8, 13, 15, 20, 24, 34, 40, 46, 57, 58, 62, 66, 70, 91, Innenklappe vorne (re.), Innenklappe hinten; Jumpfoto: S. 38; Mauritius Images: S. 84; Plainpicture: S. 42, 63, 68, U3; Prof. Dr. Stephan Sigrist/FU Berlin: S. 70; Science Photo Library: S. 19; Shutterstock: S. 65; Stocksy: S. 26, 76, 82, U4 (li.); Unsplash: S. 44, 54
Illustrationen: Markus Voll S. 28, 30, 37; Nicola Schaller: S. 32
Syndication: www.sesaons.agency

Wichtiger Hinweis

Die Informationen in diesem Buch stellen die Erfahrung und Meinung der Autoren dar. Sie wurden von ihnen nach bestem Wissen erstellt und mit größtmöglicher Sorgfalt geprüft. Alle Rezepte wurden danach ausgewählt und dargestellt, wie sie sich in der Praxis bewährt haben. Weder Autoren noch Verlag können für eventuelle Nachteile oder Schäden, die aus den im Buch gegebenen praktischen Hinweisen resultieren, eine Haftung übernehmen.

www.facebook.com/gu.verlag

QUALITÄTS G|U GARANTIE

LIEBE LESERINNEN UND LESER,

wir wollen Ihnen mit diesem Buch Informationen und Anregungen geben, um Ihnen das Leben zu erleichtern oder Sie zu inspirieren, Neues auszuprobieren. Wir achten bei der Erstellung unserer Bücher auf Aktualität und stellen höchste Ansprüche an Inhalt und Gestaltung. Alle Anleitungen und Rezepte werden von unseren Autoren, jeweils Experten auf ihren Gebieten, gewissenhaft erstellt und von unseren Redakteuren/innen mit größter Sorgfalt ausgewählt und geprüft.

Haben wir Ihre Erwartungen erfüllt? Sind Sie mit diesem Buch und seinen Inhalten zufrieden? Haben Sie weitere Fragen zu diesem Thema? Wir freuen uns auf Ihre Rückmeldung, auf Lob, Kritik und Anregungen, damit wir für Sie immer besser werden können. Und wir freuen uns, wenn Sie diesen Titel weiterempfehlen, in Ihrem Freundeskreis oder bei Ihrem online-Kauf.

Sollten wir Ihre Erwartungen so gar nicht erfüllt haben, tauschen wir Ihnen Ihr Buch jederzeit gegen ein gleichwertiges zum gleichen oder ähnlichen Thema um.

KONTAKT

GRÄFE UND UNZER VERLAG
Leserservice
Postfach 86 03 13
81630 München
E-Mail: leserservice@graefe-und-unzer.de

Telefon: 00800 / 72 37 33 33*
Telefax: 00800 / 50 12 05 44*
Mo-Do: 9.00-17.00 Uhr
Fr: 9.00-16.00 Uhr
(*gebührenfrei in D,A,CH)

APPETIT AUF MEHR?

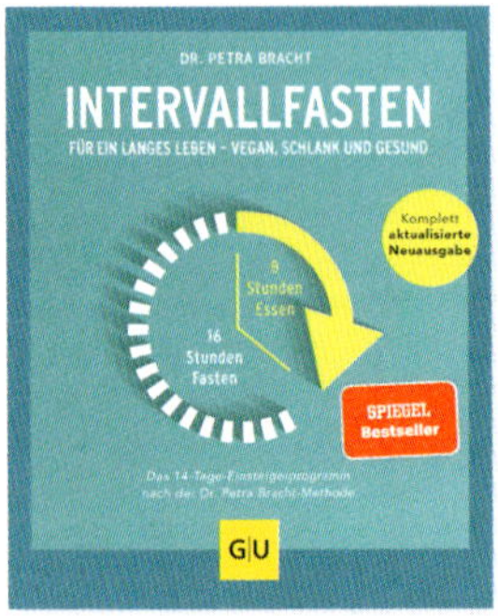

ISBN 978-3-8338-7417-8

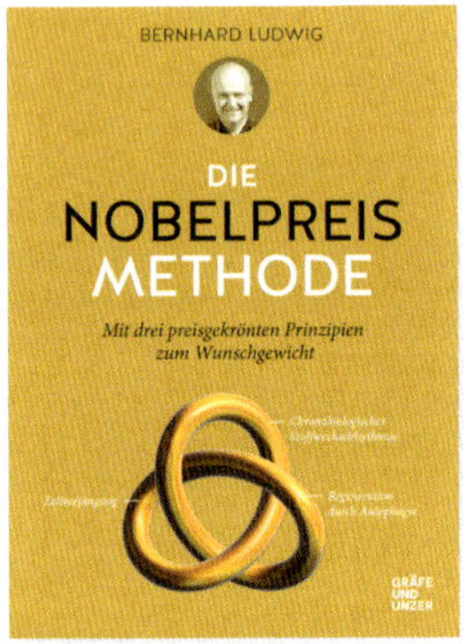

ISBN 978-3-8338-6855-9

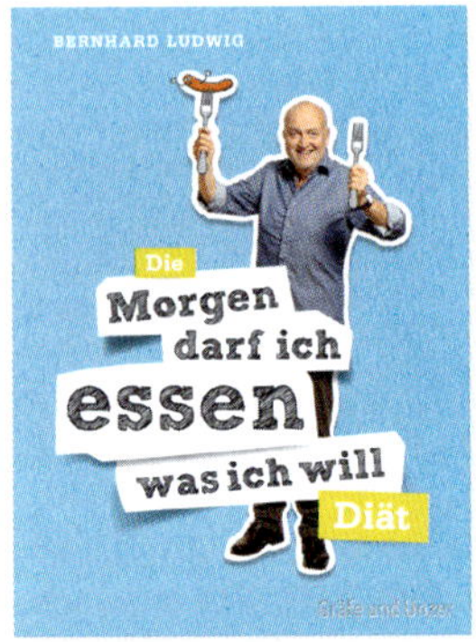

ISBN 978-3-8338-2736-5

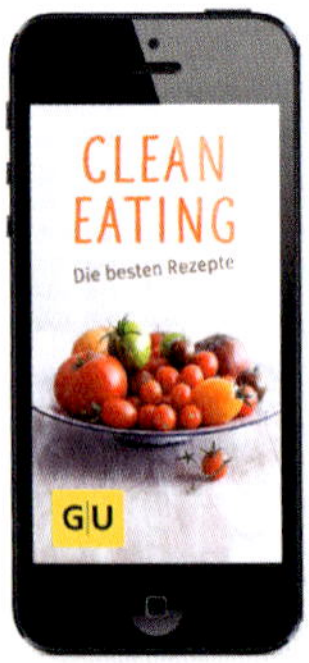

Laden im App Store

ANDROID APP BEI Google play

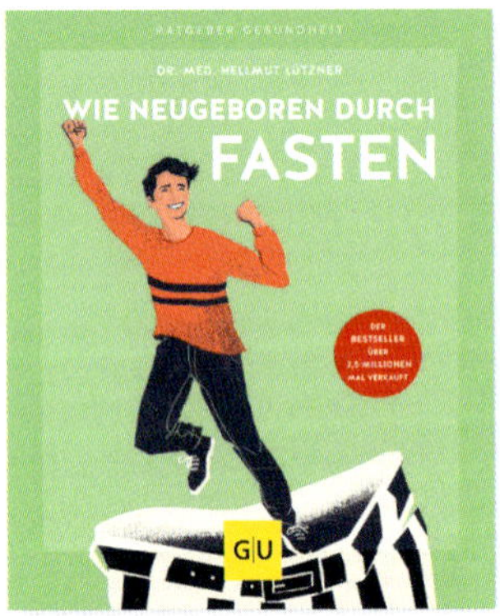

ISBN 978-3-8338-7356-0

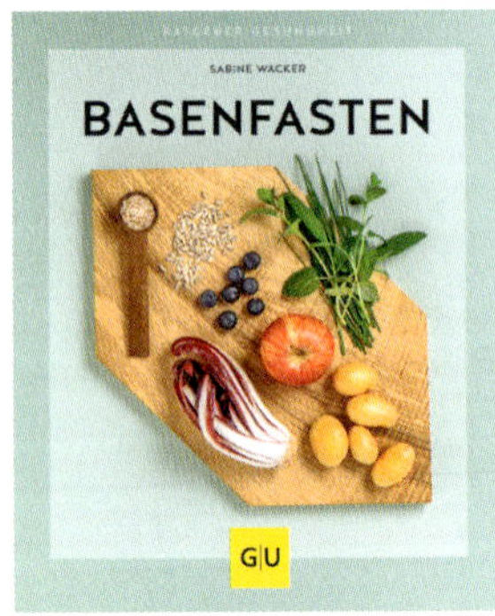

ISBN 978-3-8338-7115-3

Alle hier vorgestellten Bücher sind auch als eBook erhältlich.

Mehr von GU auf **www.gu.de** und **facebook.com/gu.verlag**